看護管理者からすべての看護者へ

―次世代に繋ぐ、紡ぐ、拓く―

監修・著　後藤満津子　　編著　平井三重子

ふくろう出版

刊行に寄せて

看護管理者からすべての看護者へ
―次世代に繋ぐ、紡ぐ、拓く―

　多くの看護管理者は、看護管理者としての実践の中で、看護とは何か、看護管理とはなにか、人材育成をどうするかと自問自答しながら歩んでいます。サービスの特徴としては、無形性・変動性・生産と消費の同時性・結果と過程の等価的重要性・顧客との共同生産があります。この目に見えない無形性を自分たちの言葉で形あるものとして伝えたいという思いに駆られ、今回の企画を発案いたしました。

　テーマを「看護管理者からすべての看護者へ―次世代に繋ぐ、紡ぐ、拓く―」としました。サブタイトルは、仲間と横に繋がりながら、次世代へ繋ぐ、横と縦との繋がりから形を紡ぎ、新たな看護の展開を拓くという思いを込めています。

　執筆者の皆様には、これまでの看護経験、現在の思い、これからの看護専門職への期待を率直に表していただきたいとお願いしました。

　看護を学ぶ人、看護専門職として働いている人、看護管理者を目指す人、現在看護管理者の人にとって示唆に富んだ内容となっています。

　最後になりましたが、お忙しい中、本書の刊行にご尽力くださいました執筆者の皆様、ご支援くださったふくろう出版の亀山裕幸氏に深謝いたします。

2024年4月　　後藤満津子

看護管理者からすべての看護者へ

―次世代に繋ぐ、紡ぐ、拓く―

目　　次

目　次

看護管理者として、一人の看護職として

府中市病院機構 府中市民病院　池庄司和子

看護師としての姿勢

＜先輩のＮ主任から学んだこと＞

　スタッフ時代、筆者は一人の尊敬できる先輩、Ｎ主任に出会いました。彼女と一緒に仕事をして学んだことの１つ目は、申し送りを聞くときに３種類のカラーボールペンを利用し、聞きながら今日の行動の優先順位を決めて、仕事を開始するということです。患者の重症度だけでなく、心理状態や要望を考慮してベッドサイドに向かうＮ主任は、当然患者からも厚い信頼がありました。

　２つ目は、知識に裏付けられた鋭い観察力をもつということです。例えば、経管栄養の患者には胃の膨満が起こらないように、観察しながらそれぞれの患者に合った適切な速度で注入食を落とすのです。このほかに、とくに印象に残っている事例の一つを紹介します。

　整形外科病棟に勤務していた当時、右大腿骨骨幹部開放骨折で緊急入院し、手術を受けて退院間近な男性患者Ａさんがいました。Ａさんは、１週間前から歯痛があり、歯科外来受診中でした。筆者は、その日祝日の準夜勤務で、Ｎ主任と一緒に勤務していました。Ａさんは筆者の受け持ち患者で、訪室すると39度台の高熱で悪寒があり、とても苦しそうでした。脈はわずかに不整脈でした。そのことをＮ主任に報告すると、「池庄司さん！すぐに個室に移動させて、モニターと酸素吸入を準備するように」と指示されました。Ｎ主任は、歯の治療をしているということで「心内膜炎」が考えられると判断したのです。ただちに、当直医と循環器内科医師が駆け付け、全身管理が開始されました。診断は「心内膜炎」

でAさんは3週間後に無事退院することができました。

　この経験は、45年経過した今も鮮明に記憶に残っています。N主任の知識と的確な判断により、一人の患者さんを救命できたのです。またN主任は、あるときは勇気を持って、コミュニケーションの取りづらい医師に対応するなど、看護に対する情熱がスタッフ全員に伝わっていました。仕事にひたむきなN主任は、誰からも信頼され、存在感がありました。

＜幼少時に教えられた誠実さ＞

　筆者の故郷は、石鎚山のある四国山脈のふもとであり、幼少のころから祖父母の元で育てられました。祖父母は明治生まれで、まじめに一生懸命働き、他人に誠実な人たちでした。口癖のようにいつも「ありがとう」という言葉を自然に発する祖父母の姿から、「感謝する心」を幼児期に教えられた気がします。

＜看護師としての姿勢で大切にしていること＞

　以上のことから、看護師としての姿勢で大切にしていることは、周囲から信頼されることです。筆者は、周囲から信頼される資質は、「能力」よりも「人格」であると思います。最近我が国で不祥事を起こした国務大臣たちは、人並み外れて優れた能力を持つ人たちです。しかし、肝心の「人格」に問題があったため、国民の信頼が得られず、自らの首を絞めるような結果になってしまったわけです。

　周囲から信頼を得るために筆者が心がけていることは、次の3つです。

①　相手を認め、理解しようと心がけること
②　看護・仕事に情熱を持ち続けること
③　正直かつ誠実であること

看護管理者としての視点

＜どのような組織が求められているのか＞

　現在、病院経営と共に重要なのは、患者の満足が得られる安心な医療

を提供することです。では、あらゆる視点から患者の満足向上を支える医療をするにはどのようにすればよいのか、考えてみました。それには、これまでのタテ組織で成り立ってきた病院組織からヨコ、ナナメにつながるチームが協働し、医療の目的を達成することが重要ではないでしょうか。

　そこでまず看護部長は、必要な連帯を組む調整者としての役割を果たすことが求められます。次に、病院の方針に対して、はっきりした目標を持ち、それを成し遂げるための計画・実施・評価のサイクルを回すといった目標管理も大切です。筆者は、これからの組織改革は、医師、コ・メディカル、患者と手を組まなければ本当の意味での病気や障害を持つ患者を支えたことにならないと思っています。看護分野の専門性と看護者としての人間性を高めつつ根拠のある看護ケアを開発し多職種と協働した仕事がこなせるかが、看護部長の課題と認識しています。

　さらに、現在のような医療の激変時代における病院の重要な経営課題は、「自病院の選択した医療システムの中で、患者・家族が最も望むサービスをスピーディーに創造し、提供し続ける」ことにあると思います。当院でも、患者満足度向上のために、「看護専門技術の向上」「インフォームドコンセントの定着」「より快適な療養環境の整備」などに取り組んできました。しかし、患者満足度アンケート調査結果では、「退院時の説明と指導が十分でなかった」との回答が多くありました。また、スタッフからは、「時間さえあれば、患者さんにもう少し向き合え、きちんとした説明と指導ができるのに・・・」という声をしばしば聞かされました。

　以上のことから、時間管理におけるマネジメントのキーワードは、「スピード」「組織への浸透」「実行・評価しやすい計画」の３つと考えています。当院では、目標管理にはBSC（バランスト・スコアカード）の手法を活用しています。

＜生き生きした職場環境づくりを目指して＞

　患者満足を日々第一線で支えているのは、現場の看護師たちです。病棟では、在院日数の短縮化に伴って入退院が激しくなり、看護師の業務はますます煩雑化しています。日々の業務に追われる中、看護の手応えが得られず、「やり切れなさ」を抱いている看護師も少なくありません。どうすれば個々の看護師がやりたい看護を行い、手応えが実感できるようにするか、看護管理者の果たす役割が非常に大きくなっています。

　看護師が辞めない、定着につながる「生き生きした職場環境づくり」には、師長はもとより臨床で一番身近なモデルである主任・副師長の役割の発揮が非常に大きな要素になります。職制上周囲に及ぼす影響力もとても大きいです。影響力が大きいということは、職場を動かす力があるということです。つまり、「生き生きした職場環境づくり」は、皆さん一人ひとりの行動にかかっていることを知ってほしいと思います。

　筆者は、主任当時、まず次のような「自分磨き」をしていきました。

① 自分の得意とする分野を１つ以上持ち、看護を深めていくこと
② 看護の質向上のため、自ら看護研究に取り組んでいくこと
③ 臨床現場における困難な問題を解決するために、粘り強く取り組んでいくこと
④ 看護部の組織目標達成に向けて行動を起こし、スタッフに影響力を与えること

後進に繋ぎたい思い

＜仕事が楽しくなる心構え・動き方を身につけましょう！＞

　皆さんは、出勤時または退出時に、大きな声で元気よく「あいさつ」をしていますか？

　筆者には、新人の頃にとても尊敬するＥ先輩看護師がいました。「なぜ、Ｅ先輩は医師をはじめ上司、同僚そして患者さんから人望があるの

だろう」と見ていますと、その理由は「あいさつ」の素晴らしさにあることに気づかされました。笑顔で相手の目を見て、きちんと立ち止まり、そして相手に聞こえる大きな声であいさつしているE先輩の姿に、後輩の私は「ああいう看護師になりたい」と思ったものです。

　仕事が楽しくなる心構え、動き方の1つ目は、極めて単純なことですが、みんなに大きな声で元気よく気持ちの良い「あいさつ」をすることです。

　2つ目は、仕事を楽しくするも、つまらなくするも自分自身の「やる気」次第だということです。筆者が、看護師になって50年を経て思うことは、人生のほとんどを仕事に使っているということです。楽しくなければ何のための人生だったのか。後悔だけはしたくないと思いませんか。

　筆者にとって、この世に生まれてきて、最高に幸せを感じる時の一つは、自分自身が少しでも世の中や人の役に立っているという実感が持てる時です。そんな時、「生きがい、働きがい」を感じ、さらに「やる気」がわいてきます。

　あとは、自分の目標に向かって、どんな仕事でも自ら率先してやってみることです。その姿を見て、周りの人も必ず応援してくれます。

池庄司和子（いけしょうじ　かずこ）
1974年広島大学医学部付属看護学校卒業後、愛媛労災病院入職。
1976年中国労災病院へ異動。
1984年看護師長へ昇格。
1995年看護副部長へ昇格。
1998年関東労災病院へ異動。
2002年総合せき損センター看護部長昇格。
2006年山口労災病院看護部長。
2008年九州労災病院看護部長。
2010年横浜労災病院看護部長。
2013年松尾内科病院看護部長。
2020年より府中市病院機構府中市民病院看護部長。現在に至る。

これからの看護職に伝えたいこと

公益社団法人 愛媛県看護協会　伊藤　千鶴

看護師として歩むこと

　私は、幼少の頃、山奥の一軒家に住み、自然の中で山登りやキャンプ、魚釣り等しながら自由に過ごしていました。そんな私にとって学校生活は窮屈でしたが、"看護"を学ぶことはとても興味深いものでした。私は、いつも「自分らしく生きたい」と思いながらも、「自分らしさとは何か」どのようになりたいのか、答えが出せず自問自答してきました。ただ、看護職は、それを叶えるための職業であったと思います。

　なりたい自分をめざす：看護師として働き始めると、患者さん、その家族、同僚や先輩、上司、多職種の方等多くの人々と関わることになります。自分だけが自分のペースを貫き通すことは、不可能なことなのですから、周りの人々と互いにコミュニケーションをとりながら、折り合いをつけなければなりません。その為には、相手のことを知ること、相手に自分自身のことを理解してもらうことが大切です。

　また、実際の場面では教科書通りにいかないことも多く、患者さんによって経過は異なります。専門職として学び続けることは当然必要ですが、一人で悩まず仲間と一緒に考えることが大事です。また、自分の行ったケアが患者さんにとってどうであったのか、振り返ることが必要です。このように、私たちは患者さんから多くのことを学びながら、なりたい自分をめざして看護力を高めていかなければなりません。そして、うまくいかない時にこそ看護とは何か、原点に立ち戻ることです。

　家庭と仕事の両立も大事：私は、結婚し子供3人の育児が始まると、仕事と家事ばかりで全く自分の時間が持てない状況が続きました。おま

けに両親の看病や介護等次々と押し寄せてきます。人生とは"こんなものかなぁ"と自分を納得させながら、何のために働いているのか、何のために生きているのか、現実を受け入れることができない日々を過ごしていました。しかし、良いことも続かない代わりに悪いことも続かないものです。同じ毎日が無いように、自分の気持ちも変化します。やがて私は「看護師」である自分が、家庭での役割と同様に「自分らしさ」を表現できるものであることに気づきました。そんな時、実家にある「病院婦長学」（1945年版）が目に留まりました。それは、2022年に97歳で亡くなった母が読んでいたもので、読むと今も昔も原点は同じであり、看護管理が面白いと思った最初かもしれません。そして、沢山の「悪いこと」と思っていたことは、私にとって貴重な経験であり、学びであり、生きていく上のチカラになり看護に役立っていることに後で気づきました。

看護管理者として大切なこと

　自分に合った学びの計画を立てる；医療・看護の取り巻く環境は早いスピードで変化し、看護管理者に求められることも拡大しています。自分は何を目指すのか、自分自身の課題は何かを知ること、そして、自分に必要な学びの目標と学習の計画を立てることです。

　私は、29歳で看護師長補佐（主任）になりましたがスタッフとの違いもわからずにいました。忙しさに不満をもつスタッフも多く、現状を何とかしたいと思っていましたが、私はスタッフの意見を看護師長へ伝えるだけで、どのように行動して良いかわからず、状況は悪化していきました。そんな時、上司の勧めや家族の協力が得られたこともあり、認定看護管理者教育（ファーストレベル、セカンドレベル、サードレベル）を受講しました。研修では、看護管理者の役割や管理を実践していく上での考え方や実践方法などの基本を学ぶと同時に、多くの仲間から刺激

を受けることができました。自分の状況にあった方法で学び続け、そして実践に活かすこと、自己の実践を振返り、分析し次への行動に結びつけることが重要です。そして、育児や介護等大変な状況にあっても、周囲の支援を受けながらできる限り継続することです。

　組織を俯瞰的に捉え行動する；私の所属する施設は、転勤制度がありました。私の転機もこの看護副部長時代の転勤であったと思います。同じ設置主体、看護部といえども、機能や規模も異なり、今までのように慣れ親しんだ仲間たちはいません。まず、所属する組織が目指すこと、経営方針、病院組織図、各部門の状況や活動の実態（現状）を確かめることです。看護管理者として、闇雲に何かをしなければと思うと焦りが生まれ、周囲との軋轢が生じます。ただ、漫然と様子を見ていては衰退していくことになります。看護管理者は、数年先を想定し今どう行動すべきか、看護部の取り組む課題を整理、実践することです。

　例えば、病院の方針としてロボット支援手術等新たな治療が開始になる、地域との連携を強化したい場合等、設備も大切ですが、それに対応できる体制が重要です。まず、外部環境である地域の状況や診療報酬の動き、課題に関連した文献等を情報収集すること、内部環境である人的資源、関係部門の認識、必要なデータを整理し戦略を立てます。多職種を含めたチームを作り、リーダーを立て、何をどの程度権限委譲するのかを決め、その活動を支援、承認することです。また、活動の経過や結果等を会議で随時報告することで、周囲の理解や協力が得られやすくなります。

　看護管理者にとって、必要な人材を確保し効果的に配置すること、人材を育て、看護の質を担保することが重要な役割なのです。

　管理観を養う；私は読書家ではありませんが、本を読むとこのような世界があったのか、こんな生き方や考え方があるのか、と驚くことがあります。また、看護師として働いていると、患者さんを通してその人の人生を垣間見ることができます。人は過去の経験から「価値」が生まれ

ると考えると、自分自身も様々な経験をしながら、折に触れ「看護観」
「管理観」について考えることは大切なことではないでしょうか。そし
て、看護管理者は、どのような人材を育てたいのかを示すとともに、共
に働く人たちのなりたい自分、学習ニーズと擦り合わせながら支援する
役割があると思っています。

後進に伝えたいこと

　看護管理者としての壁は自分にある：看護管理者という新たな役職を
命じられた時には、自分の中にある甘えを断ち、役職を受けたことの覚
悟が必要です。与えられた立場を精一杯、やり遂げる責任があります。
　ただ、看護管理者として働いていると様々な壁にぶち当たります。そ
れは、大概人との関わりです。私は、自分だけで物事を考え、納得する
傾向があり、それでは周囲からの理解も協力も得られないわけです。ま
た、看護管理者として様々な角度から捉えることができず、反対にあう
と自信を失い行動できない等、自分自身が作る壁にありました。当然働
く人々の中には、馬が合う、合わない人もいますが、それでもここに集
まった人たちの力を借りなければ、自分一人では成し遂げられないので
す。相手に変化を求めては永遠に解決しないことばかりですから、まず
相手の意見に耳を傾け、何を伝えたいのか理解すること、客観的なデー
タをもとに、話し合いによって決定すること、何よりも自分自身が柔軟
に対応できる心のゆとりと、目標を達成するための方法を複数持ってお
くことです。
　自分らしくあり続ける：私は、60歳で定年退職を迎えました。研修ア
ドバイザーの仕事をしながら、実家や自宅の整理、これからの生き方に
ついて考え、母と過ごした時間はとても充実していました。その後、愛
媛県看護協会で多くの看護職の方々と関わらせていただき、改めて看護
の役割や人を育てることについて考えているところです。また、私は転

勤しながら働き続けたこともあり地域とのつながりは希薄なものでしたが、今は地域の大切さを実感しています。私の住む自治体も、老々介護や独居の方が増えており「住み慣れた地域でその人らしく過ごす」にはハードルが高く、今の私に何ができるのか模索しています。

　私は、看護を通じて沢山の人々と出会い、失敗から多くのことを学び、様々な経験が宝となっています。これからも、自分に与えられた役割を粛々とやり遂げながら、自分の人生を楽しみたいと思っています。皆さんも、失敗を恐れず、自分を信じて、前を向いて、自分らしい生き方を貫いてください。

伊藤　千鶴（いとう　ちづる）
認定看護管理者
公益社団法人 愛媛県看護協会　常務理事

（略歴）
1981年　労働者健康安全機構　愛媛労災病院に看護職として勤務、2010年山口労災病院（看護副部長）、2014年関西労災病院（看護副部長）、2016年愛媛労災病院（看護部長）勤務、2020年定年退職
2020年-2022年　労働者健康安全機構　本部　研修アドバイザー
2021年　公益社団法人　愛媛県看護協会　認定看護管理者教育　専任教員
2022年　公益社団法人　愛媛県看護協会（常務理事）　現在に至る

看護管理者として目指す
新人看護職員教育から、組織の「共育」へ

福山市民病院　内田　朋子

　かつて誰もが通った道であるにもかかわらず、多くの人が忘れてしまうのが、新人看護師だった時の自分の姿なのでしょうか？

　今から35年前、私も新人看護師の一人でした。同期入職のなかでも要領がわるく、多重課題が苦手であった私は、先輩看護師から幾度となく指導を受け、落ち込むことも多くありました。「何がわからないかがわからなくて、混乱している」ことや、「実際は大丈夫ではないのに、つい『大丈夫です』と言ってしまい失敗する」ことも多くありました。その時の同僚、先輩看護師、病棟主任や看護師長からの言葉や態度…よい思い出も、わるい思い出も記憶に残っています。そして、「さまざまな経験があるからこそ、今の自分がある」と考えることができるようになったのは、私が研修担当師長として新人看護職員たちと多く関わりを持つようになってからでした。

看護管理者としての歩み

　私の看護管理者としてのスタートは周術期病棟からでした。外科病棟の師長として、術後のリカバリー室などはなく、手術室から手術直後の患者さんを「いかに安全で効率的に看ていくか」ということを考え、毎日目まぐるしいほどのベッドチェンジを行っていました。今考えれば、患者さんの療養環境をコロコロと換えること事体が、せん妄発生にもつながります。患者さんの安全どころか感染の視点からも赤信号の状態だったと思います。

　次に配属となった病棟では、産婦人科診療の再開に大きく関わりまし

た。産科診療の休止期間が4年半とあり、助産師確保とともに、今いる助産師と看護師の分娩業務・新生児看護の研修を他施設へ依頼し、育成に努めました。この地域の人々が「安心なお産に臨めるよう」研修を重ねながら体制を整えていくことに力を注ぎ、再開後初めて聞いた赤ちゃんの産声に感動したことを覚えています。そこからは助産師と看護師の協働の場として部署をまとめることに悩みもしました。その時に受講した認定看護管理者教育課程セカンドレベルでは、「理論と実践」を学び、看護管理の実践者としての仲間との出会いは大きな刺激になりました。外科病棟でのベッドコントロールや産婦人科診療の再開などの取り組みは、「自分の価値（大切にしている看護）は何なのか？」を掘り下げ、「病棟のスタッフみんなで取り組み、それを成し遂げられた時のうれしさ」を得られた貴重な経験でした。

　看護師長時代の最後は研修担当師長として、多くの看護職員の育成に関わることができました。新人看護職員のシミュレーション教育の導入やeラーニングの活用など、しくみから立ち上げる醍醐味や、各教育担当者との意見交換や講師となる認定看護師たちとの語らいは、「人財育成にかける想い」をより大きくするものになりました。なにより、新人看護職員たちが成長を重ね、臨床現場で着実に看護実践者として育っていく姿には、目を見張るものがありました。

　その後、教育担当副看護部長に就任し、院内・院外の看護教育の充実を図るとともに、採用活動を通して、さらなる対人関係能力や概念化能力が必要だと感じました。認定看護管理者教育課程サードレベルの受講では、将来を見据えた経営戦略、次世代の人材育成、地域包括ケアシステム実現に向けた取り組みが重要であることを学び、県内の多くの看護管理者と共に学びを得たという繋がりは大きな財産となりました。

　2021年4月、看護部長に就任した際、当院の看護部理念に近づく組織像として、【変化に耐え得る組織】、【人が育つ組織】、【看護実践を通していきいきと働き続けられる組織】の3つを掲げました。私たち看護管理

者には、行動決定、意思決定を正しい方向に導くため、必要な情報はわかりやすく提示するマネジメントガイドとしての役割もあります。発信する情報は「見える化」に努め、"伝える"ではなく、"伝わる"ように心がけていくことを強く意識し取り組みを進めました。

コロナ禍以降、新人教育の意義を考える

そのような中、2020年初頭から始まった新型コロナウイルス感染症（以下、COVID-19）の感染拡大は、日々のあらゆる側面に影響を及ぼし、私たちの社会生活や日常生活に多くの変革を求めました。福山市民病院は、第二種感染症指定医療機関でありCOVID-19においては圏域では最も多くの重症および中等症対応病床を確保した重点医療機関として、多くの陽性患者さんを受け入れており、感染対策や病床再編、職員の適正配置など、診療・看護体制を伴うよう整えていきました。目まぐるしく変化していく中で、看護学生の実習の受け入れ中止や患者家族の面会禁止など、さまざまな策を取らざるを得ない状況であり、通常の業務内容や教育システムの変更を余儀なくされました。従来の方法を見直し、必要なことをどのように工夫して行うかを協議しながら試行錯誤してきた状況であり、看護部長として速やかな意思決定が求められる日々でした。

この状況は新人教育においても同様で、「緊急事態下だから研修をどうするか」ではなく、「緊急事態下ではどう教育・研修をするか」を考えるきっかけにもなりました。現代の医療はさらに高度化し、機能分化されているので、職場内研修（OJT；on the job training）だけで新人看護職員を独り立ちさせることは当然困難です。この機に、「なぜ、教育が必要なのか」「研修のねらい、そして、得られる効果とは何か」また、「緊急事態下には、どのように研修を実施するのか」を今後にむけて明確にしておく必要があると考えました。

　さらに、新人研修の充実には、指導者に向けた研修も重要です。私たち看護師は、基礎教育の学校で看護教育を受けてきますが、指導者教育は受けてきません。そのため、「教える技術」を現場で学ぶ機会がなければ、「自分が教わったように教えるだけ」になってしまい、時には負の連鎖が生まれてしまいます。このことは、教える側と教わる側の両者間でのズレに関係しています。指導する側の「ある種の質問」のせいで、両者の関係に亀裂が生じてしまうのです。

教育を「恐育」にしないために、そして「共育」をめざす

　指導する側の「ある種の質問」とは、どういうことなのでしょう。

　指導者から発する「なんで？」「根拠は？」の深堀りの質問は、指導する側からすれば、「行動の根拠や背景を考えてもらいたい」という考えからだと思います。「正しい判断のもとで動けるような看護師になってほしい」という思いからこのような質問は出てくるのですが、新人職員たちには「尋問されている」と捉えたりします。指導する側とすれば、熱く関わっているだけなのに、相手には「尋問」されていると受け取られ、せっかくの指導がこちら側への恐怖心を強めてしまっている、ということともあります。

　人は、「教わったように教えるもの」です。自分の質問は尋問になっていた…？という気づきは「恐育のルーツ」を見直すきっかけとなります。私にも新人看護師時代はありました。自分に関わってくれた多くの言葉や態度から、研修担当師長としての経験を通して、「教育」を自身も共に育つ「共育」へ深化させなければという思いへ至りました。

　人が人に何かを教えようとするとき、「これって、先輩はできているの？」という教わる側の目線に向き合うことにもなります。つまり、「教えること」は、指導者側の姿勢を正す、成長のチャンスでもあるといえます。教えることで共に育つ「共育」の機会とし、言葉で指導するだけで

なく、指導者が新人にとってもらいたい姿勢や態度をロールモデルとして示すことが、新人看護師にとってはよい学びとなるのではないでしょうか。

　また、価値観や信念は、人としての成長に伴って変化していく部分もあれば、変わらない点もあります。さらに、子どもの頃からの積み重ねでつくられてきたものもあるため、指導したからといってすぐには変わらない可能性もあります。しかし、看護職として人を大切にする、尊重する、自己理解を深めるといった、いわゆる姿勢と態度の根幹となる点について、その価値（大切にしている看護）を共に「語り合い」のなかから導き出せるものだと考えています。コロナ禍では感染症対策として、三密の回避のために人と人との交流が減り、研修ではグループワークを制限するなど、語り合う機会が減ってしまいました。経験や思考を言語化して伝え、周囲からフィードバックを受け入れて、人として成長することのできる「語り合うことの価値」がここにあると思っています。

おわりに

　教育は未来に人を育成すること、看護師を教育するということは、私たちの後を継ぐ人を育成することにつながります。看護部を、病院を存続・発展させていくために、職員がいきいきと育っていくことのできるよう、教える側も教わる側も共に育つ「共育」という文化を育みながら、お互いに「自分のしたい看護」を語り合うことができる場を提供していく。語り合うことによって、個々の看護師が経験から得た知識（暗黙知）を組織的に共有し、よりレベルの高い知識を生み出すことで新たな看護サービスの創造を続けていきたいと思っています。

参考文献

1）西田朋子：新人看護師の成長を支援するOJT、医学書院．2016.
2）奥山美奈：医療者のための新人共育ノート　強みを引き出しやる気を高める、日本看護協会出版会．2022.

内田　朋子（うちだ　ともこ）

福山市民病院　看護部長／認定看護管理者

1989年公立新見女子短期大学看護学部卒業後、労働福祉事業団中国労災病院に勤務する。

1994年福山市民病院へ入職。

2008年看護師長、2018年副看護部長。

2021年看護部長へ昇任する。

公益社団法人広島県看護協会にて認定看護管理者教育課程サードレベルを受講。

2021年認定看護管理者。

看護師を目指している人へ ～セカンドキャリアを始めて思う 今までの看護師人生

東広島市教育委員会　内堀　恵子

なぜ、看護師に……？

　私が看護師を目指したのは、純粋な気持ちからではありませんでした。高校3年生になるまで、今後の人生について考えてはいませんでした。今思えば、大学に行って考えようと思っていたように思います。大学に行ってどこかの企業に勤めるOLをして結婚をしてと、何となく考えていました。ではなぜ、看護師に？単純に親から何もないのに大学に行くことに反対されたのです。そこで、友達はどうするのか聞くと、看護学校に行くと言ったので、なぜ？と聞くと母親が看護婦（このころは、こう呼んでいました。）をしているので看護婦になりたいとのことでした。私は、特に看護婦になりたいとも思わなかったのですが、家に帰り看護婦の話をしたときに両親は賛成をしてくれたので、看護学校に行こうと思いました。つまり、何となく受験したという感じでした。

　実際に受験し行くことに決めた学校は、大阪の看護専門学校でした。私は、大阪に行けるという思いでうきうきしていました。

看護学校生活の戦いの日々……

　実際、看護学校に行ってからは、何と1期生で何もかもが初めてで学校の先生との格闘の日々が始まりました。この時は全寮制で全員寮に入って生活をしていました。また、私たち1期生は異色のメンバーでもありました。というのも、全国各地から来ており看護師になりたくて来

た者は、半分くらいだったように思います。なので、授業も真面目に聞いてはいるが、やる気がないような者ばかりで、先生たちも苦労されたと思います。１期生だけのときは、学校らしくない感じでした。２期生、３期生と後輩が入ってくると私たちも先輩風を吹かせてしっかりしないといけないと感じて少しは先輩になっていったと思います。また、この３期生までの絆は素晴らしいものがあると思います。何をするにも初めての１期生でそれを２期生、３期生は身近に見ており、支えてくれていました。１期生は、何をするのも初めてで手探りの状態で、これでいいのか悪いのか全く分からない状態でした。そのイライラを先生にぶつけて時々先生たちと言い争いになったこともありました。今では良い思い出ではあります。

　看護学校には実習というのがあります。これが苦痛で何度も心が折れましたが、それを支えてくれたのは、同級生との夜の愚痴大会と称した夜食大会でした。勉強しないといけないのに食べ盛りの年頃でどれだけ食べたのでしょう？あの時、食べなければと後悔をしてしまうこともしばしばです。しかし、ストレス解消にはもってこいの秘策でした。明日は、誰誰の看護婦さんは夜勤でいないとかお休みでいないとか、日勤でいるので憂鬱とか何とか……今思えば、看護師さんの言っていることはすごくいいことばかりだったのですが、その時は、意地悪されていると思ってしまった浅はかさ、そのころの先輩、すみませんでした。実習が終わり国家試験の時期になり、あまり覚えていませんが、後輩も気を使ってお世話してくれていたのは覚えています。国家試験の発表の時は、就職していたので落ちたら出ていこうと皆で話していました。

　いまだに連絡を取り合っているので、先生も私たち生徒も戦友のような感じです。

　就職してからは、看護師として勉強と夜勤との苦しい日々でしたが楽しいこともたくさんありました。仲間との楽しみもありましたし、仕事においてもとても助けられたことも多かったです。私の働いた設置主体

は、医療法人、地方公務員、企業体、個人医院といろいろな組織でした。勤務した部署は、手術室、NICU、小児科、外科、外来、成人、老年、訪問看護ですが、それぞれに組織の特色があり、良くも悪くもそれぞれの色がありました。どこの部署でもありがたいことに仲間に恵まれました。やはり、仲間がいることは大きな力になるので、仲間を作ることは大切だと思います。大阪で働いて結婚を機に広島に来てからは、パートで働いたときもありますが、常勤で勤務しているときのほうが、多かったです。看護管理には、興味はなかったのですが、主任になって業務の申し送りはあるものの管理のことに関する教育はなく、何となくこれでいいのかと疑問が湧いてきたのを覚えています。

　私は、志を持って看護師になったわけではありません。何となく、看護師の方向性に導かれていきました。だから、決して優秀な学生でも看護師でもありませんでした。学位生時代欠点は取りませんでしたが、成績優秀ではなく、看護師になってからも優秀でということではなかったです。しかし、看護師になり主任、師長という役が付いてくるとなぜか、勉強したいと思うようになりました。知りたい思いや後輩に負けたくない（？）思いが強くなり色々な研修に参加するようになりました。また、診療報酬のことを知りたいと思い事務員と勉強会をしたりしました。でも、それだけでは満足せずもっと勉強するには認定看護管理者と考えるようになりました。

なぜ認定看護管理者となったのか？

　いつも管理に疑問に思いながら業務をしている感じでした。
　そこで、師長になったのをきっかけにファーストレベル、セカンドレベル、サードレベルと立て続けに受講して認定看護管理者として活動をしました。
　私が最後の病院となったところは、20年間勤めました。そこでは、看

護計画もない状況でどうなるんだろうと不安でいっぱいになっていたのを覚えています。その時の、看護部長に思いを話してみると看護部長もなんとかしたいと思っていました。だったら動きましょうと看護部長と師長、主任と記録の見直し、看護計画の必要性についてのわかりやすい勉強会を行いました。すると患者の看護ケアの見直しにも目が行きました。患者を全人的にみて、この患者に今、何が必要かを考えカンファレンスを行ったり多職種との連携をしていったりと変化が出てきました。また、教育が大きな役割を担っていることを実感していたので、どう教育をしていくかを考えました。まず、准看護師の人数が多かったので正看護師の資格を取るように説得をしました。そのために、奨学金制度を病院に説得し設定しました。そのうえで、一人ひとり話をし看護師全体の約30％いた准看護師が現在では２名までに減少しました。13対１から10対１看護に変更することができました。また、そのことで、看護学生の実習を受けるようにもなりました。それと同時進行で、看護師ラダー教育の構築をすることにもなりました。看護管理者は、孤独であると言いますが、本当に孤独でした。しかし、何かをするときには師長、主任たちを巻き込みやれたことは幸せに思っています。また、サードレベルの同期生にも助けられたことも大きかったです。

　私の看護人生は看護師になりたいと立派な思いからの出発ではなかったです。どちらかというと、都会へのあこがれで家を出たことが始まりでした。看護学校で先生方がいつも何でそう考えるの？何でそうしたの？とよく聞かれ、私たちは先生たちはいつも何で何でと聞いてくるけどそんなに考えたことはないし、その聞き方は嫌なんです‼すると、先生たちはそれを聞かないと本当の思いは分からないし、患者さんのことを知りたいならそうなってほしいと言っていたのを覚えています。学校を卒業して就職してから、何で何でと考えるようになっているし、学生の実習生にもつい聞いてしまっている。看護師以外の職業に就こうとは思いませんでした。確かに嫌になったりしましたが、やっぱり看護師と

いう仕事が好きなのかもしれません。皆さんも、看護師をどうしようか考えている方がいるなら、他に何かを見つけられたならそこに進めばいいと思いますが、そうでないなら続けてみるのもいいかもしれません。決して、優秀なのがいいとも限りませんから……と、自分を鼓舞してみました。また、就業する場所にもよると思います。周りが良いと言っても、自分には合わなかったりします。何もそこに固執する必要はないと思います。

　私は、現在、学校看護師として働いています。セカンドキャリアを全く新しい所で始めました。今まで、病院しか知らないし最近では高齢者の看護に携わってきたので最初は、高齢者施設を探しましたが、ぴんと来なくてどうしようかなと模索していました。そこで、今度は子供に携わることはないかと考え学校看護師に行きついたのです。支援学校の学校看護師は以前からいると思うのですが、普通学校での学校看護師です。よく保健室の先生ですかと思われがちですが違うんです。医療的ケアが必要な子供を公立の小学校が受け入れるのに看護師が必要になってくるのです。それの看護をする看護師です。まだ、あまり知られてなく未知の世界のようです。各市町村によって扱いは違うのかもしれませんが、私は、組織では市の臨時職員扱いで1年間の契約ですが継続は可能（8月の夏休みのみ臨時雇用）、勤務先は市立小学校、健康保険証は公立学校共済組合、給食あり（ただし、給食費は払っています）。普通級の児童とも当然交流があり、一緒に授業を受けたりしています。小学校の教育が現在どんなものなのか、また、子供たちがどんな学校生活を送っているのか大変勉強になります。しかし、不安に思うことも事実です。あまりに落ち着きのない児童が多く、この子たちが未来をどのように生きていくのか、どんな教育をしていくのがいいのか毎日考えさせられます。学校という今までにかかわったことのない組織で、戸惑いもありますが教育現場の苦しさや実情をもっと何とかできないかと日々考えさせられます。私がどうできるものではないが、かかわっている児童に看護

師として看護ケアを通して看護の素晴らしさをわかってもらえたらうれしいです。

内堀　恵子（うちほり　けいこ）

1980年、PL学園衛生看護専門学校卒業、看護師免許取得後、大阪の病院勤務。

1992年、広島にて病院勤務。

2001年、医療法人樹章会本永病院にて、主任、師長経験後2010年看護部長。

2011年、認定看護管理者。

2022年、同院退職。

2023年より東広島市教育委員会、市内公立小学校の学校看護師として医療的ケアの必要な児童の看護に携わっている。

想定外の事態遭遇から学んだマネジメント

一般財団法人仁明会 仁明会病院　大塚　恒子

Ⅰ．ある重大事件に遭遇

1．事件について

　それは突然やってきました。事件発生後、病院に電話が入ってきましたが、未曾有の阪神大震災のときと同様、事態が飲み込めず状況が把握できませんでした。まもなくマスコミが押し寄せ、電話が殺到し、警察が立ち入りました。附属池田小事件の加害者は高校生の頃、他院で統合失調症を診断されて治療中に、強姦、傷害で服役し、不起訴事件も数回起こしており、勤務先の職員に向精神薬を茶に入れて飲ませ逮捕され、精神鑑定を行って当院で措置入院となりました。1ヵ月後に退院しましたが、その後も短期間の任意入院を3回繰り返し、外来治療中にさまざまな傷害事件を起こしていました。2001年6月8日、附属池田小学校に乱入し、刃物で8人の児童を殺害し逮捕され、精神鑑定を受け（さまざまな病名が議論されましたが、2年間主治医を担当した医師が妄想性パーソナリティ障害を診断）、裁判で死刑が確定し2004年執行されました。2005年7月から精神科医療の長年の課題であった触法患者に対して、医療観察法が施行されました。

2．事件への対応

　理事長を中心として対策会議を開き、入院中の患者の不安の対処とマスコミからの保護、守秘義務を厳守し職員は家族にも口外せず取材陣に対応しない、看護学生の実習を終了し帰宅させるなどの対応を行いました。翌日は朝礼で職員に事件を通達し、警察への協力と入院患者の安全確保について共通認識を図りました。マスコミの取材は容赦なく、病院

のあらゆる角度を撮影しようとし、職員の自宅まで押し寄せ、一般市民から多くの非難の電話がありました。そのような中で、事件4日後には患者の外出に職員が付き添い、粛々と丁寧にケアしていくことが今は重要と通常の業務を再開しました。しかし、日常業務に加え、マスコミや電話対応にはマンパワーを要しました。

　職員は「ニュースを見ていると私たちが加害者のようで苦しい」「なぜマスコミに責められ罵倒されても沈黙なのか。病院に非はないのか。当院の職員として胸をはってよいのか」という心の変遷が見られました。理事長の計らいで、弁護士から守秘義務や報道の自由などの法律について学習し、「今は沈黙が必要」という指導を受けました。共通認識をするために、毎日カンファレンスをもち、病院の方向性を伝え職員の思いを収集しました。

　事件1週間後には、「被害者の方々に責任をどうとればよいのか。涙が止まらない」、「子どもが仲間はずれにされ辛い」と職員は不安定な状況になりました。心のケアが必要と判断し、信頼する人に吐露してもよいことを伝えました。警察の立ち入り調査は1ヵ月におよび、一部屋提供して事情聴取に協力しました。この頃には病院の業務も外見的には平穏を取り戻しましたが、看護者の能力不足から事件を予見し回避することができなかったという自責感にさいなまれました。事件から2ヵ月後に、関係職能団体に依頼し、精神科看護倫理や看護者としての今後の方向性について話し合いを持ちました。

3．私たちは何ができていなかったのか

　3ヵ月が経過して、やっと院内でカンファレンスを持つことができ、統合失調症ではなくパーソナリティ障害を推論しました。患者の捉え方に職員間で温度差があり、職種や役職によって態度を変え、陽性・陰性転移を受け操作されていたことが分かり、パーソナリティ障害の理解や対応の未熟さが浮き彫りになりました。また、チームや多職種のカンファレンスが定着しておらず、看護の焦点化や目標を明確にすることが

不十分でした。

4．新たな取り組み

　看護の実践力を高めるために、兵庫県立看護大学の精神看護学講座にコンサルテーションを依頼し、毎月事例検討とカンファレンスの持ち方の指導を受けることが実現しました。

　事件から１年後、パーソナリティ障害の治療・看護の体制が整備されていない当院の方針について話し合いを持ちました。①巻き込まれに気づいたらチームで互いに言語化する、②逆転移感情を抱いたときはチームでサポートする、③パーソナリティ障害が疑わしいときは多職種カンファレンスを開催して共有する、④中途半端なかかわりはせず、チームでかかわり力量以上のことはしない、⑤表在した症状が改善したら早期に退院調整する、⑥ケースごとに多職種での役割を話し合い決定する、⑦反社会性については、安易に中途半端な是正はしないなどを確認しました。

　１年間のコンサルテーションにより、多職種によるチームカンファレンスが定着し、機能分化した病棟ごとの看護目標が設定できました。退院促進に向けた精神科リハビリテーションは、急性期病棟では精神力動を用いたコミュニティミーティング、社会復帰病棟のSSTと心理教育複合型の生活教室を開発し、患者参加型の治療や看護が展開できるようになりました。

Ⅱ．体験を通してマネジメントについて考える

1．阪神大震災の体験を無にしない

　阪神大震災を大学病院の透析部で体験しました。1000床以上の先進医療を担う大学病院も、配水、電気やガスの供給が途絶え、加えて屋上の貯水タンクの倒壊で病棟やエレベーターは水浸しとなりました。透析は災害当日、水の供給がないために中止しましたが、近隣のクリニック

から「維持透析患者の治療を受け入れてほしい」と依頼が殺到しました。しかし、大学病院という組織の中で透析部に必要な水を供給する方略が持てず、外来通院患者を非被災地の病院に紹介し、入院中の患者も搬送して治療を継続することを決断しました。このように震災後は被災者同士が慰め励まし合い、災害対策本部の指示に従って行動していましたが、時間経過とともに「水さえあればクリニックで困っている人たちにも透析ができたのに」と役割を果たせなかった不全感を抱き、ライフラインの状況により出勤できない仲間に対して、「なぜ休んでいるのか」と猜疑心が強くなっていきました。自身も地震直後から怯える子供たちを残して病院に駆けつけ、自宅の損壊を放置して看護師長の役割を優先したことに自責感が拡大し、報道される多くの被害状況から目を背け、"地震はなかった"と認識するようになりました。1年後大学病院を退職して当院に就職し、新たな目標を見出しました。災害を受けとめることができたのは、災害に関する看護管理の文献に巡り合ったことでした。「災害とは破壊的・悲惨な出来事で、個人・社会機能の重大な崩壊状態をもたらし、脅威と無力を思い知らされる」という定義[1]に、自分が至らなかったからではなかったと救われた思いでした。そして、私が抱いてきたジレンマは、強い刺激や打撃的な事態に曝され自我が著しく脅かされ、心の基盤をなす安全感や安心感がおかされた心的外傷後ストレス反応（PTSR）であることを知りました[1]。PTSRは想定外の事態に遭遇した場合に、心身や行動面に変調を起こしますが、一時的な変化であり誰もが経験する正常な反応で、外傷後ストレス障害（PTSD）と異なり、PTSDに移行しない対応の必要性を学びました[1]。災害の定義を知ることで、今後は決して目を背けてはならないと決意を持つことができました。

2．マネジメントを振り返る

　離院や自殺、COVID-19のクラスター発生、パワーハラスメントなど不測の事態に遭遇する都度、災害の定義が当てはまることを実感し、

PTSRの概念を踏まえて対応を行ってきました。取り組んできたマネジメントを考察します。まず、遭遇した事態が想定外か否かの確認です。リスクを予測・回避したセーフティマネジメントに取り組んでいたのか、遭遇後のクライシスマネジメントの整備は適切であるのかを振り返り、クライシスマネジメントからセーフティマネジメントの再構築を行いました[2]。次に、患者・職員・組織の心身や行動面の変調を早期に捉え、一時的で正常な反応であるPTSRへの対応として、医療安全・倫理委員会などを活用して、原因・要因のアセスメントや聞き取り調査、心理的介入や勤務調整など行いました。そして、不測の事態を起こさないために、根拠に基づく精神科看護の取り組みを行いました。例えば、統合失調症の陽性症状と思えない執着や拒絶などに対して、頭部CT画像の前頭葉・側頭葉の萎縮から前頭側頭型認知症を推論しケア修正し[3]、アルツハイマー型認知症の激しい周辺症状改善のケアから、頭部CT画像によりラクナ梗塞の脳血管障害や側頭葉てんかん発作の関与を推論し、ケア修正する取り組みです[4]。脳の局在症状をアセスメントすることにより、新たな精神科看護の展開につながったと思います。

　看護管理認定を取得し、質の高い医療・看護の提供と経営効率の両立を目指し[5]、師長・主任と共にマネジメントに取り組んできました。現在も現役で携われる幸せを実感し、今後も目標をもって進んでいきたいと思います。

おわりに

　附属池田小事件について記述しましたが、深い心の傷を負われた関係者の方々に思いを馳せ、被害者の方々の鎮魂を永久に祈念し、御霊に恥じない精神科医療、看護を研鑽していくことを改めて決意いたします。

引用・参考文献

1）近澤範子：災害による心理的影響と回復過程への支援，看護研究（31），49-61.
1998.
2）井部俊子監修：看護管理学習テキスト第3版　看護サービスの質管理2，日本
看護協会出版会，P116-117，2021.
3）大塚恒子　阿部和夫編著：認知症・精神疾患の看護に頭部CT画像からの情報を
生かす，精神看護出版，P64-68，2024.
4）前掲著3，P88-93
5）前掲著2，P6

大塚　恒子（おおつか　つねこ）
看護学校卒業後、（財）天理よろづ相談所病院と兵庫医科大学病院を経て、平成8年
に一般財団法人仁明会病院の看護部長に就任する。平成22年11月より同法人の精
神衛生研究所の副所長、訪問看護ステーション所長に就任。令和4年より仁明会
病院看護部長職に就き、精神衛生研究所副所長を継続する。
平成17年に日本精神科看護協会の理事となり、平成21年から31年まで副会長に就任
し、現在は顧問の役割を担っている。
平成18年に日本看護協会の認定看護管理者の認定を取得する。

「高齢者の特徴を踏まえてケースに望む」、「精神科ナースのための認知症看護」
「精神科看護を活用した認知症ケアマニュアル」「認知症・精神疾患の看護に頭部CT
画像からの情報を活かす」など。

看護の経験と学び

特定医療法人財団竹政会 セントラル病院　奥永　恵美

はじめに

　この度、福山平成大学の後藤美津子教授より、看護管理者としてのすべての看護者へという本を出版するので寄稿しませんかというお話を頂きました。看護管理者に就任してからは、できるだけ外部からのお誘いはお受けしています。これは、看護管理者の諸先輩から「役割は巡り合わせなのよ」との教えから、有難くお受けしています。先日、出身の看護学校の戴帽式に来賓として招待されました。看護師を始めてから、30年の歳月がたったことを改めて実感しました。初々しい看護学生さん達を眺めながら、これからの地域医療を支えてくれるのかと思うと頼もしくも思えました。看護管理者となり、次世代の看護者に伝えることは何があるのか、私自身の看護師としての経験と学びから振り返ってみました。

看護師としての学び

　私は高校卒業後に看護学生として病院就職し、准看護課程2年間、専門課程3年間を通学して看護師免許を取得しました。双子姉妹で看護学校に通学していた私達は元気のよい学生で印象深かったようです。看護学校卒業後は、所属病院で看護師をスタートしました。当時の総師長は、卒業旅行として、同級生6名を佐賀医科大学病院の施設訪問と観光旅行に連れて行ってくれました。大学病院には最新システムが導入され、紙カルテが頭上のモノレールで院内移動をしていたのを見て、感動

したことを覚えています。卒後2年目には、阪神大震災後の神戸で開催された全国学会に総師長と一緒に参加させてもらいました。聖路加国際病院の故日野原先生が基調講演の中で、地下鉄サリン事件での医療現場の出来事を振り返り、「テロや災害などの有事に備えることが必要です」と訴えていたことが今でも鮮明に残っています。有事に備えて、病院廊下に中央配管を設置していること、ロビーの椅子がベッド替わりになることなど、学会での新しい知識を得るという楽しさを学びました。この学びが頭の片隅にあり、25年後の自施設の新築時には、デイルームなどへ中央配管をできるだけ設置しました。そして、学会後の総師長との食事会(ホテルオークラの中華料理)の中で、看護師として歩んできたキャリア（大学病院や看護学校教員の経験など）などを聞かせてもらいながら、若い時には色んなことを経験し、外に出て勉強した方がいいのよと教えてもらいました。

　初めて行った看護研究テーマは、「褥瘡ケアについて」でした。看護雑誌に掲載されていた「第1回褥瘡なおそう会」の開催が目に留まり、同僚と一緒に参加をしました。その中で、色調分類による治療提案をされた福井先生やK病院のK師長さんやブレーデンスケールを翻訳された真田先生などの沢山の出会いと学びがありました。褥瘡は局所治療だけでなく、アセスメントをして、看護ケアを整え、全身管理をしていくことを多職種による症例検討から深く学びました。同時に看護が持つ力の素晴らしさに気づくことができました。院内でも一人、二人と学ぶ仲間が増え、褥瘡ケアだけでなく、ストマケアに至るまで看護実践できる看護師が増えていきました。その後に日本褥瘡学会が立ち上がり、褥瘡に関する診療報酬の加算が付与され、褥瘡対策が整備され、褥瘡治療から予防へと変革していったことを体感することができました。

管理者になっていく経験

　25歳から病棟副主任として、病棟補佐として管理的視点を身に着ける機会を与えられました。民間病院であるため、マネジメント研修の受講など、早い段階に開始することができました。29歳の時には、手術室と内視鏡室が併設された部署での責任者を任されました。ベテラン看護師の中に配属され、直接介助業務を教えてもらいながら、責任者として従事しました。若い責任者であるがゆえ、マネジメントに悩む事が多くあり、ベテラン師長へよく相談を行っていました。「正しいやり方があるけど、皆で話し合って決める事が大切なんよ」と教えられ、些細な事でも情報共有して、話し合って決めました。その後は、初回の病院機能評価受審が後押しとなり、手術や内視鏡検査手順書やマニュアルなどが一気に整備でき、自動洗浄機導入、滅菌保証などの感染管理体制も構築されていきました。また手術は、自らの身体を委ねる患者と医療者間での信頼関係があるからこそできる医療だと思っています。たとえ予期できない結果やアクシデントが起きても、正直に伝え、真摯に対応していき、回復に全力を尽くすことです。再発防止のために業務改善していくことがチームの成長に繋がることがわかりました。徐々に配属職員は4名から6名となり、消化器内視鏡技師や感染管理認定看護師を取得する看護師もでてきました。夜間の緊急手術や内視鏡検査でもやりこなせる職場となりました。今でもその仲間とは、苦楽を共にした同志だと思っています。38歳の時に外来師長となり、外来患者のクレーム対応に苦慮しましたが、待ち時間や順番をこまめに声掛けするなどの初期対応や日頃の挨拶や接遇という当たり前の行動が効果的であることがわかりました。その後に急性期病棟と慢性期病棟の師長となり、高齢者医療と退院支援の困難さを感じながら、病棟管理をしていきました。45歳の時に看護部長となり、看護部全体をマネジメントする立場になりました。

　同一病院で看護師をしてきた結果、様々な部署を経験したことで、看

護実践能力の幅を広げることができました。部署ごとの専門的なケアの質の向上のためには、責任者と職員が一緒に学会参加したり、外部施設訪問をしたりして、自部署を評価し、新たなことを取り入れることだと思っています。「こんなことを取り入れたい」とかぼやいていると、「師長さんの言っていたのはこのことですか」と必ず聞き逃さない看護師達がいてくれていました。学びを実践にかえてくれる熱心な看護師達がいてくれたからこそ、より看護の質を上げる原動力に繋がったと考えています。

看護管理を学ぶ

　様々な部署を経験しながら、33歳には認定看護管理者研修ファーストレベル研修、38歳にはセカンドレベル研修、47歳にはサードレベル研修を受講することができました。部署の課題解決をできる力を身に着けたいという思いで、自ら手上げをして看護管理研修を学びました。学んだことを部署内や会議で伝達し、目指すべき看護の方向性を明らかにすることで、私自身も自信をもって取り組むことができるようになりました。そして何より良かったことは、多くの病院施設の看護管理者の方と学ぶ仲間になれたことです。「スタッフは患者を守る」「責任者はスタッフを守る」「看護管理者は病院を守る」「必ず患者さんを軸に考えること」であると学びました。その中でもサードレベル研修の受講時には、講師に「病院を守る覚悟がありますか。病院がなくなる時代です。患者さんも職員も行き場をなくしますよ。」と言われたことです。２年目の看護管理者として、自信がなく迷いがある自分自身に芯を突き刺した言葉でした。病院組織の課題を解決し、存続し、発展させることが私の使命であることを再認識しました。そのためには、組織を支える人材が課題解決をできるように、多くの経験と学びをさせることだと思っています。COVID-19感染症蔓延期に病院機能が停止した時、看護師だけは24時間

の入院対応や救急対応、施設対応をしなければならない現状でした。疲弊した看護職員や心が折れそうな管理者を支えるために現場に出向き、一緒に悩みながら意思決定をしていきました。その中でも、感染と隣合わせの危機的な状況を看護師達が経験し、チームとして日々成長していく勇姿もみることができました。苦しい経験から学び、克服していく力を看護師達は持っていることが今更ながらわかりました。

後進に繋ぎたいこと

　看護人生が終盤になってきている今、次世代を担う看護師やリーダー達の育成をしていくことが看護管理者としての役割だと思っています。2年前より、念願の看護学生の実習受け入れ施設となりました。看護学生さん達には、「いい事も失敗も経験をして下さい。次に繋げるように前向きにチャレンジして下さい」と必ずエールを送っています。実習指導者には、未来を託す看護学生さんに看護の楽しさを是非伝えてほしいとお願いをしています。実習指導者達は、自分の言葉で看護技術の大切さや楽しさをベッドサイドのケアを通じて、看護学生さんに伝えてくれています。

　これからの看護師やリーダー達には、部署異動や役割を経験してもらい、小さなチャレンジと成功体験を繰り返していってもらいたいと思っています。だからこそ、もし自分自身に部署移動や役割が回ってきた時には、チャンスが巡ってきたと思って、前向きに取り組んでほしいです。一時的にしんどい時がありますが、一生懸命に取り組んでいると共感してくれる仲間が増えてきます。新しい経験や学びは、新たな看護技術の習得や視点が広がり、看護と看護が繋がり、さらに看護の質が向上していきます。そして、個人の成長と組織の成長へと導いていくと思っています。私自身が30年間の看護経験の中で、同一病院の中で、病棟、手術室、内視鏡室、外来、看護管理と多くの経験と学びから看護が持つ

力と素晴らしさを体得することができました。もし、もう一度、新人看護師から始めるとしても、同じ病院の同じ仲間と一緒に始めたいと思っています。

奥永　恵美（おくなが　えみ）
特定医療法人財団竹政会セントラル病院に看護学生として従事し、福山市医師会看
　護専門学校を卒業後、病棟、手術室、内視鏡室、外来等に勤務。
2017年より看護部長に就任し、現在に至る。
認定看護管理者ファーストレベル、セカンドレベル、サードレベル受講。
2020年認定看護管理者。
消化器内視鏡技師、介護支援専門員の資格取得。

何一つ、無駄な経験はなかった
私の看護師歴44年間

医療法人社団まりも会 ヒロシマ平松病院　川本ひとみ

　昨今の看護業務は複雑化・多様化し、私が新人看護婦で勤務した40数年前とは比にならない状況です。そう言う私は、微力ながらも時代の変化に対応しつつ、一つの病院へ定年退職まで勤務しました。そして、今は日本看護協会が命名する「プラチナナース」として、二つ目の病院で看護部長を務めています。

　この度、書籍『看護管理者から全ての看護者へ―次世代に繋ぐ、紡ぐ、拓く―』が出版されるにあたり、私にも執筆の機会を頂きました。

　看護師歴44年間の忘れられない経験や自身の思いなど、エッセイを書きます。

最初に勤務した中規模の病院において

　初めて仕事（看護）したこの病院では、約38年間勤務しました。ここでは、健康、人脈、部署異動、上司の言葉、私を支えてくれた仲間、について書きます。

　健康：38年間、私は健康体で仕事をしました。大病もせず、ズル休みもせず、勤務シフトに支障を来すこともなく、まさに優良職員であったと自負しております。自身が健康でいることは、医療現場で働く者の使命であると考え、一番大事にしてきたことです。

　人脈：主任看護婦（33歳）の頃から、人脈を広げることを意識して勤務しました。看護職は多くの人達と関わりながら仕事をしますが、人脈を広げることは大切なことです。

　私の人脈づくりには秘訣がありまして、それはタレント性をもって苦

手な人にこそ近づくことです。誰にでも苦手な同僚や先輩、上司などいると思います。相手に対して壁をつくらないという意識をもって、うちとけた雰囲気で近づきました。

　また、外部の人に対しても同様に近づきました。話しかけづらい感じの人もいますが、人と出会うチャンスを絶対に逃さないことです。私は本来内気な性格でしたが、副看護部長（49歳）の頃から、外部の関係者と接する機会が多くなりました。相手と関わりを深めるために、不快にさせないよう気をつけ、タレントになって近づきました。

　こうして他施設の看護管理者のみならず、日本でも有数の病院や企業の幹部の人達とも面識を持つことができ、人脈を広げてきました。

　ちなみに、組織は円滑なコミュニケーションと信頼関係及び結束力があってこそ、適切に運営できると思います。外部から信用される組織になるためには、内部で信頼し合い一丸となっていることです。人脈づくりが必要な理由もそこにあると思います。先ずは内部の人脈づくり、続いて外部の人脈づくりをしていくとよいと思います。

　部署異動：特に理由を告げられないまま、私は手術室以外の各科外来と全病棟を１年〜３年の短期間で異動しました。これら全て上司命令ですが、やっと慣れた頃に異動になると、モチベーションが下がり業務へのやる気が失せます。こうした思いを上司へ伝えることはなかったのですが、やはり異動の理由をきちんと説明して欲しいと思いました。

　後に、私が看護部長（53歳）へ就任して、その役割を担うようになった時、再々の異動は全体を知るために必然なことだったのかなと、良きに計らいました。それは、上に立つ者は臨床の全てに長けることができなくても、組織全体を俯瞰して運営する役割があるからです。今考えても、異動を短期間で繰り返していると、診療科ごとに深く極めることはできませんが、一方で、浅くても広く経験できたことは、看護部長の立場では得策でした。

　上司の言葉：忘れられない言葉があります。当時の看護部長から、某

外来で勤務していた主任看護婦の私へ、某病棟の看護婦長へ昇任の知らせを受けた時です。「あなた<u>ぐらい</u>しかいないのよねぇー」と、<u>仕方なさそう</u>な態度で言われました。私はその言葉と態度に傷つき、腹が立ちました。「じゃぁ、するなよ、頼んでない！」ウソでもいいから「あなた<u>しかいないのよ</u>」と、<u>ぐらい</u>ではなく、<u>しか</u>の2文字が言えないものか！と、心でつぶやくしかありませんでした。

　現在、私は昇任を知らせる側で、当時の逆の立場にいます。その都度、自身の経験を思い出しますが、昇任者へは労いの言葉をかけ「いつでも見守っているから」と、伝えています。

　嫌な気持ちをリセットして、看護婦長（42歳）として某病棟へ異動したある日のことでした。某医師が「<u>あ</u>の婦長で大丈夫か？」と、看護婦にしゃべっているのが聞こえてきました。その言葉で、また崖から突き落とされた気持ちになり、思わず「何ですか！」と、医師の傍へ行きました。ばつが悪そうな顔をして「いやいや、○○が言ってたので」と、その医師は人のせいにして、後で媚びを売ってきました。人として、いかがなものかと思いました。

　婦長を辞退しようと決め、病棟医長（外科系の副院長）へ話しに行くと「何を言うんか、あんたのやりたいようにやればいい。言いたい者には言わせておけ」という言葉が返ってきました。人を踏みにじる言葉、意欲的にさせる言葉、良くも悪くも言葉には計り知れない力があるようです。言葉一つが、人の人生にまで影響を及ぼすということを、心底思いました。

　私のモットーは「人は宝」人に勝る宝はないのですから、人を傷つけてはなりません。言葉で人を傷つけるスタッフを絶対につくらない、自身は誰に対してもその一言に責任をもてる管理者になろうと思いました。

　それが、私の人づくり、看護管理の始まりであったように思います。

　『余談：2001年の年末に保助看法の一部改正があり「看護婦・看護士」が「看護師」と名称統一されました。翌年3月施行の日から「婦長」も

「師長」と呼称するようになりました』

　<u>私を支えてくれた仲間</u>：婦長（〜師長）になって１年半足らずで、また他病棟へ異動になりました。前任師長が事務部門へ異動になったからでした。

　異動先のスタッフステーション内は、どこから手を付けてよいのか、わからないほど雑然とした状態でした。スタッフはそれぞれに自律？しているのか、ただ仕事しているだけ？なのか、わからない（？）という印象でした。おまけに病棟医長は院内で一番苦手な医師で、タレント性を発揮して近づこうと思うのですが、躊躇する日々でした。もちろん医師からは寄って来ないので、いずれは他愛のないことでも意図的に声をかけ、時には頼っているふり？をして、やはりタレントになるしかありませんでした。

　そんなある日、来棟した院長から「あんたには<u>掃除</u>をしてもらおう」と言われ、もちろん私はきれい好きで整理整頓がうまいことを自慢にしていたのですが、異動理由は掃除だったのか……と、がっかり。

　そうしながらも、半年が経過し……１年後には、スタッフや病棟医長とタッグを組み、快活で一枚岩の病棟ができたように思いました。

　今度は、回診で来た院長が「やっぱりあんたは<u>掃除</u>？がうまいなぁ」と、一言。そして副院長（内科系）から「あんたはマネジメントがうまいのお」と、ありがたい一言を頂きました。そうできたのは、私と三角形を組み底辺で支え助けてくれた二人の主任のおかげです。

　私を看護管理者として成長させる後押しとなったのが、この病棟で出会った二人の主任の支えと院長・副院長の一言ひとことであったように思います。こうして、喜怒哀楽の看護師長時代は上司の不快な言葉から始まりましたが、看護管理の醍醐味を味わう６年間でした。

二つ目の勤務地となった広島県看護協会において

　わずか３年間でしたが、広島県看護協会会長へ就任し、その役割を担いました。協会長の任務は病院の看護管理と違い、別世界へ迷い込んだようでした。

　10年ひと昔と言いますが、看護協会での仕事は10年を凝縮したような３年間でした。2018年７月に発生した西日本豪雨災害の対応、最中での日本看護教育学会の開催、看護協会初めての国の会計検査院立ち入り監査、未知の新型コロナウイルス感染症発生の対応など、誰しもが体験しないことの連続でした。

　病院へ在職中は、看護協会をざっくり言えば、看護職の研修施設とだけ考えており、しかも受け身でした。実際に事業を展開するにつれ、臨機応変な対応力と貢献意識がなければ務まらないと思い、途方に暮れる日々でした。

　事業は看護協会単独のものは殆どなく、外部の様々な職能団体、看護大学、行政、企業などと関わり、初めて知る事業を初めて知る団体の人達と共に遂行するのですが、これは社会貢献なんだと、事業半ばで気づきました。

　ボランティアなどの直接的な社会貢献とは異なり、事業活動によって最終的には社会に利益を与える間接的な社会貢献です。ひいては、看護職の利益に繋がるのです。

　私は従来から社会貢献にあまり縁がなかったので、また一つ良い経験ができ、看護協会で勤務してきたことの意義を見出せました。

今も尚、働いていて思うこと

　看護協会長を退任後、再び白衣を着て現在の病院で勤務しています。
　今、人生100年時代と言われる中、生産年齢人口は減り、当然ながら

看護者も減少していきます。ますます複雑・多様化する現場では、人が足りないなどと言ってはおられず、個々の能力を高め、力を結集して乗り切る時代に入っていきます。

　私は、これまでの職位や経歴だけの狭い範囲でしか働いてこなかったのかもしれません。そのためにも、今、働くこの病院で、培ってきたスキルや経験を無駄にしないで、社会情勢の変化に合わせて活躍できる豊かな人間として、成長していきたいと思います。

　そして、次世代を担う後進の育成と地域貢献に尽力することで、自身の看護管理を全うしたいと思うところです。

おわりに

　看護師歴44年間を振り返り、何一つ無駄な経験はなかったと、ひしひしと感じています。今日の自分は成長できたかな？とつぶやきながらも、今まで何があっても看護師であることを諦めないで勤務してきた自分を褒めて、エッセイを閉じます。

川本ひとみ（かわもと　ひとみ）
1979年４月：（現）マツダ株式会社マツダ病院へ入職、外来・病棟、訪問看護、健診
　　　科勤務
2001年４月：看護婦長就任、病棟勤務
2007年２月：副看護部長就任、教育委員会を統括し看護職員の継続教育に携わる
2010年10月：看護部長就任、看護部運営及び病院経営へ参画
2017年６月：（公社）広島県看護協会会長就任
　　　８月：マツダ病院を定年退職、（公社）広島県看護協会会長着任
2020年10月：医療法人社団まりも会ヒロシマ平松病院入職（看護部長）

「看護管理者」になって思うこと

公立学校共済組合 中国中央病院　喜多村道代

「看護管理者」をめざしたきっかけ

　看護管理者になって10年が経過しました。管理職に就く前、最後の深夜勤務では「こうして夜中に出勤し、一晩中産婦さんに寄り添って生命の誕生に立ち会うことはもうないのだ」と思うと寂しさと少しの安堵を感じていたのを思い出します。私は高校生の時、授業で「生命の誕生」の動画を視聴しその神秘に感動して助産師をめざしました。助産師になってからは、妊娠から出産、産後のお母さんと一緒に母乳育児や子育てについて考えケアしていくことが楽しくて「これぞ天職」と思ったものでした。そんな私が管理の道を選んだのは、隣接する福山平成大学大学院の看護学修士課程に進学したことがきっかけでした。ご指導いただいた橋本和子先生、森田なつ子先生、西岡美作子先生をはじめとする多くの先生方が活き活きと語られるマネジメントの世界はやりがいと魅力でいっぱいで、私もあんな風にマネジメントができたらどんなに楽しいだろうと考えるようになりました。そして、妊産褥婦さんに直接ケアができないとしても、ケアするために必要な体制や環境をマネジメントすることは、ケアの提供に欠かせない大事な役割であると考え、管理の道に進むことを決めました。産婦人科内科病棟で4年間看護師長を務めた後、2年間の外来看護師長を経て看護部に入りました。外来への異動は入職後初めての経験となり、私にとって最初で最後の部署異動となりました。

看護師長としての6年間

　看護師長として勤務した6年間は毎日がとても充実していました。病棟看護師長に就任した当時は、近隣の分娩取り扱い施設の閉鎖が続き年間分娩件数は約570件、平均病床稼働率は100%を超える月があるほど入退院が激しく、まさに目が回るような毎日でした。外来看護師長就任時は、夜間の救急受け入れ体制の充実に向け、外来に夜勤を導入する時期でした。病棟も外来も忙しさは皆で共有し、協力し合い、研鑽するそんな風土がありました。そのような状況の中で私が看護師長になって大切にしていたことは面接する時間です。年に3回の目標面接の他に、役割を依頼する時、夜勤導入に向けての考えを聞く時、相談や指導が必要な時には必ず2人の時間をとってじっくり向き合う時間を持ちました。スタッフは21歳から60歳すぎのベテランまで在籍していましたが、年齢に関わらず全員がわが子のように愛おしく感じられました。スタッフもまた新任の看護師長である私を温かく支援してくれました。急な入院や勤務変更、部署で問題が起きた時にも皆で考え、快く協力してくれることが多く、何度も助けてもらいました。大学院で学んでいるとき、橋本和子先生から「自分は困った人を助けられる人間か、自分が困ったとき人に助けてもらえる人間か」と常に自問自答していくことの大切さを教えていただきましたが、そんな人間に少し近づけた気がしました。当時、新人で毎日泣いて出勤が難しくなったスタッフや泣きながら退職を申し出てきたスタッフたちが今、中堅以上となって現場で活躍している姿を見られることはこの上ない喜びとなっています。

　看護スタッフの面接の次に大切にしたのは、医師とのコミュニケーションでした。電子カルテの普及に伴い、医師が病棟へ足を運ぶ回数は以前より減少したように思います。だからこそ、来棟した際にはここぞとばかりに近づきました。あいさつや天気の話だけのこともあれば、治療方針や退院支援などその内容は日によってさまざまです。第一印象が

悪いと感じた医師でも声をかければ、徐々に溶け込み、それがスタッフとのとコミュニケーションにもつながりました。ナースステーションに立ち寄らない医師こそ、追いかけて無理にでも回診についていきました。「看護師長は口を開けば苦言ばかり」とならないように、日頃からの関係づくりを大切にしたかったのです。こうしてできた人脈は看護部長となった現在も私の大きな財産になっています。

生涯看護職をめざして

　私が看護部長に就任した2021年はコロナ禍の真っただ中でした。病棟の再編、職員の休暇、発熱外来など日常と違う毎日に追われていたように思います。2022年、当院看護職の離職率は12.0％に上昇しました。離職の理由は「結婚に伴う転居」が多く、次いで「看護職以外への転職」でした。未知なるウィルスへの対応や患者さんが高齢化、複雑化する中で日々の業務に疲弊し、看護職以外の道を選択することになったことは残念でなりません。

　看護職は「生涯現役」として幅広く働き続けられる職業です。日本は今後、生産年齢人口が減少し職業人生が長期化すると言われています。「人生100年時代」を見据えたキャリアプランを立てること、なりたい自分をめざして計画的に研鑽し、経験や年齢に応じた働き方を考えていく必要があります。とはいえ、私自身、明確なキャリアプランがあったわけではありません。ただ常に自分がやりたいこと、めざしたいことを問いかけてきました。入職した頃は、時間があれば同年代の助産師と研修に出かけて専門職として新たな知識や技術を学び、実践に活かしていくことに夢中になりました。また、広島県看護協会の助産師職能委員として県内の周産期分野について情報集約、情報共有に参加できたことは自己の職能意識を高めることにつながりました。管理職となってからは、助産から離れないようにアドバンス助産師の認証を受けたり、日本看護協会の助産

師職能委員として全国の助産師と交流したりとたくさんの刺激を受けました。自分自身の知見の狭さに自信をなくしたこともありましたが、それらは全てよい経験となり現在のマネジメントにつながっています。

　私は、スタッフに資格取得のすすめや役割の任命、部署異動を告げる機会が多々あります。初めは戸惑いを感じていても自己のキャリアを見据えることができる人はすぐに目標を定めて進んでいきます。一方で、真意が伝わらず「なぜ自分なのか」「それなら退職する」と涙を流し、退職してしまった人もいました。資格取得や役割遂行、部署異動は新たな知識や技術、人間関係が得られるキャリアアップの絶好の機会です。コロナ禍の影響でWeb研修も多くなり、院外研修、資格取得、出向制度など学ぶ機会は大きく広がっています。体力があって、心身が元気なうちは、苦手と思うことがあってもチャンスを逃すことなく、どんどんチャレンジしてほしいと思います。たくさんの経験を積み、「生涯現役」で働き続けてくれる看護職が増えていくことを心から期待しています。

モチベーションを維持するために

　私は看護の現場にいたとき日々小さな目標を持ち、それを達成することでモチベーションを維持していました。看護職は患者さんの状態に合わせた看護計画に基づき看護を提供していますが、プラスアルファで小さな目標を持つのです。例えば術後1日目の患者さんを受け持った日には「ナースコールを押さない看護」を提供します。点滴管理はもちろんのこと、コミュニケーションをしっかりとることでADLに合わせた疼痛管理や清潔ケアを調整し、休息時間を確保してナースコールを押すことなく安心して術後1日目を過ごしてほしいという思いから考えたものです。もちろん「何かあればナースコール押してください」の声かけは必ず行います。思わぬナースコールがあった場合には、自分のアセスメントに何が足りなかったのか、どのような情報を見落としたのか、また予

想外に起こりうるニーズやリスクは何かを考える機会になりました。勤務の終わりに「1日とても楽に過ごせました」という言葉をいただくことができた日は達成感を感じました。指標が明確であるため自分の中で結果、考察、評価でき、密かに喜びをかみしめることができます。煩雑な毎日の中、大変なこともたくさんありましたが、自分の中で小さな目標を持ち達成し続けることがモチベーションの維持につながります。ちなみに現在の小さな目標は、「嬉しい報告を聞くこと」です。嬉しくない報告をいかに嬉しい報告に変換するか格闘する毎日です。日々の看護に目標とやりがいを見つけ、いかにモチベーションを維持していくことができるか、それが働き続けるための鍵となっていくものと思っています。

看護部長として

　看護部長に就任して3年が過ぎようとしています。3年間は「感謝」「決断」「試練」の連続でした。まだまだこれから成し得るべきことがたくさんあります。新型コロナウイルスが第5類感染症に移行し、近隣の看護部長さん方と少しずつ交流できるようになりました。ネットワークを広げ、看護部長が連携し団結してこの地域の看護を支えていくことが今の私の大きな目標です。

喜多村道代（きたむら　みちよ）
平成5年公立学校共済組合中国中央病院入職。
平成24年3月福山平成大学大学院看護学研究科看護学専攻修士課程修了。
平成25年産婦人科内科混合病棟看護師長就任。
平成27年6月より日本看護協会助産師職能委員（6年）。
平成29年外来看護師長、副看護部長。
令和3年4月看護部長に就任、現在に至る。
アドバンス助産師、認定看護管理者。

看護管理者としての歩みと後進に繋げたい思い

安田女子大学 看護学部看護学科　小坂奈保子

　看護管理への大きな起点は、病棟スタッフだったころ看護師長に認定看護管理者教育課程ファーストレベルに行ってみないかと言われたことでした。「私でいいでしょうか？」と聞くと「なんでそう思うの。私が推薦しているのよ、いってみなさい」と背中を押されたことでした。この仕事について15年、ステップアップのためにも何か勉強をしたいと思っていたことも相まって2001年受講することになりました。受講者はほぼ、役職についている方ばかりで場違いだったかと後悔はしましたが、看護専門職として必要な管理に基本的知識・技術・態度を日々学び、本や文献を読みレポート作成と締め切りに追われていたのを思い出します。この時期に、文章を読むことに慣れ何かを成し遂げようとするときには先行事例等の文献を読むことが習慣になりました。

　私の職能は助産師です。2つ目の勤務場所は、産婦人科・内科の混合病棟の勤務でしたが、施設も老朽化し年々分娩件数も減っていました。転機だったのは病院増改築事業で新しい建物に産婦人科病棟が移動することになったことで、新しい病棟にワクワクしたことを思い出します。またその時期に、副看護師長を経て2005年に看護師長になりました。看護師長となってからは、産婦人科と小児科の混合病棟で母と子が健やかに成長できる出発点としての環境整備を行い、新人助産師教育にも力を注ぎ、自分のキャリアを発揮できる場所として、やりがいをもち仕事に取り組んでいました。母児同室やカンガルーケア、産婦人科外来担当とやりたいことが実現し新人助産師も年々応募があり分娩件数も次第に増えていって上り調子でした。今、考えてみると看護師長となって2年間というこの期間が、今の私を支えてくれている大切な時間でした。

　ところが、2007年大学医局の意向で地域の産婦人科集約化が行われ、勤務している病院の産婦人科が突然休止となり分娩の取り扱いができなくなりました。その突然の知らせに、自分の気持ちを抑え、ともに働いてきた助産師に「あきらめないで再開を目指そう」と説明し安易に退職させてはならないという使命感で研修や院外活動に視野を広げていきました。しかし、助産師の不満・不安・怒り・焦燥感や、いままで頑張ってきたことが目の前で崩れ去った虚無感は、計り知れないものがありました。病院からいつ再開するといった明確な返事もなく、それまでは、助産師としてできる母乳外来や自治体で行われている母親学級などの講師をするなど少しでも助産師の仕事ができるようモチベーションを維持できるようにと努力していたことを思い出します。この産婦人科休止を契機とした再開までの助産師のモチベーション維持と病棟診療科再編成の経験が看護管理者としてマネジメントを大きく意識した出来事でした。しかし、11名いた助産師のうち6名は助産業務のできる他施設に異動し残った助産師は5名となりました。病棟の診療担当科が変更になり、安全に病棟運営をすることが最優先される日々に、看護管理者であり助産師である私は葛藤し、何もできない自分に無力感を感じました。このままでいいのかと、悩み続け目標を失いそうにもなりました。

　現状を打開すること、自分を立て直す必要もあり、上司の勧めもあり2008年認定看護管理者教育課程セカンドレベルを受講することにしました。助産師として看護管理者として今自分にできることを整理できた時間と大切な学びを得ることができました。また、セカンドレベルでは、大学や大学院の教授の方から講義を受け、看護管理を理論的に学ぶことができました。その中で、専門学校卒でも大学院で学べる社会人枠のある大学院が増えていることを知り、看護管理を大学院で学んでみたいと思うようになりました。せっかく大学院に行くのだから何か目標をもってと思い、認定看護管理者取得を目指したいと考えました。しかし、社会人枠のある大学院、看護管理専攻のある大学院、仕事と家庭を両立で

きる大学院となると選択できる場所はなく一度はあきらめかけました。しかし、その3つの条件をクリアする近隣の大学に一期生の募集があるのを締め切り1週間前に知り応募、無事合格しました。2009年4月の入学を心まちにしていましたところ、副看護部長の辞令をうけ看護部に迷惑をかけてはと戸惑いもありましたが、看護部長をはじめ先輩の副看護部長の支援をうけ無事2年で修士課程を修了できました。修士論文では自分の課題であった「産科集約化を体験した助産師の困難と対処」という研究テーマで学位をいただきました。自分のトラウマである課題に、ある時は周りが見えなくなった私を軌道修正してくださった指導教授や、同期の仲間に感謝しています。大学院では、じっくりと時間をかけて学ぶなかで思考を一つずつ積み上げていくこと、理論の飛躍なく結論を導きだすことを学びました。臨床を長く経験していると、目の前で患者さんやスタッフが困っているとすぐに結論を出したがる自分がいましたが、今おきていることの事象やプロセスを考える思考トレーニングを学ぶことができました。思考トレーニングを積むことができるのは大学院ならではと思います。大学院の2年間は研究テーマについて真摯に向き合う時間となりました。また、目標であった認定看護管理者を2011年に取得できました。その後、副看護部長として人材育成や人的資源管理等、教育を中心に活動を続けていきました。大学院で学んだことを活かし、看護研究指導や学会発表・論文投稿を支援できるようになったことが自身にも看護部にも大きな変革だったと思います。

　また、2007年に休止となった産婦人科は4年半後に再開となりました。副看護部長の立場ではありましたが、再開を信じて残ってくれていた助産師と共に研修や物品の準備や看護体制を整えました。再開後の第1号の分娩は帝王切開でしたが、手術室で出産を見守り産声を聞いた感動は今でも忘れません。

　医療情勢は刻々と変化し病院機能が拡大する中、看護部に求められることも大きくなってきました。保健医療福祉の政策動向や経営管理の視

点に立ったマネジメントの展開を理解する必要を感じ、自ら看護部長に認定看護管理者サードレベル受講の希望を申し出ました。2013年サードレベルを受講し、2016年から５年間看護部長としてトップマネジメントにかかわらせていただきました。最終年度は、新型コロナウイルス感染症受け入れを行い、その対応を職員一人ずつが、それぞれの立場で役割を果たし医療機能を維持しながら安全に感染症の対応ができるようにした１年でした。

　私の大切な分起点に必ず登場してくるのは、認定看護管理者教育課程でした。医療情勢のとらえ方、自分の病院の立ち位置や役割、思考過程、受講者のネットワークが広がりました。そのため、次に続く看護管理者候補に安心して受講してもらえるように予算を組んで受講人数も年々拡大してきました。これからこの病院を支えていくのは次世代の看護管理者です。これから起こることを予測していつでも対応できるよう準備し、そしてその時になったら力を発揮できるようにしてほしいと願っています。Peter F. Druckerは、「マネジャーにできなければならないことは、そのほとんどが教わらなくとも学ぶことができる。しかし、学ぶことができない資質、後天的に獲得することのできない資質、始めから身につけていなければ資質が、ひとつだけある。才能ではない。真摯さである」[1]と述べており、学ぶことでマネジャーには誰でもなれることを示しています。この言葉に励まされ真摯さを忘れず、看護管理者を遂行してほしいと願っています。

　前述したように私は助産師ですが、看護職人生の半分は助産師の職能を発揮できていません。子育て支援として、第２子出産後は外来勤務を希望し助産師では関わることはない泌尿器科や放射線診療科で５年間勤務しました。また、産科集約化の折、診療科再編で今まで経験したことのない診療科や男性患者の看護も経験しました。この経験が、副看護部長や看護部長としてトップマネジメントを行う際、柔軟な考え方や広い知識の元、概念化する能力を発揮することができたのではないかと思い

ます。

　現在は、大学看護学部の助産・母性看護領域の教員として勤務しています。思い返せば、助産師学校卒業の時に「いずれは教員になりたい」と思い、臨床で経験を重ねる中チャンスは2回ありましたが公私の都合で断念していました。退職後は、そのことはすっかり忘れていましたがお声掛けをいただき現在に至っています。その際には、修士課程を修了していることや、学会発表や教授に勧められて渋々論文投稿を行っていたことが役に立ちました。人生、学んだことや経験したことには無駄なことはなくいつかは日の目を見ることがあると思いました。

　学生は素直で助産や母性を教えることは楽しく久しぶりに助産師の職能を発揮できている感覚です。また、教員を行う上で看護管理者の経験は大いに役立っていると感じています。振り返ってみると、看護職人生には色々なことがあり、たくさんの方々と出会いがありました。日々の変化のスピードに追い付き待ち受けるためには準備が必要です。看護管理者の方々は、まだまだ、走るスピードを緩めることはできません。看護職としての視点で病院や地域への影響を考え色々な人と組織化、合意形成し全体最適を目指して看護職の役割発揮をしていってほしいと思っています。

　そのためには、健康第一であること。自身の管理も看護管理者の大きな仕事です。

引用文献

1）上田惇生監修　2011，実践するドラッカー【チーム編】，ダイヤモンド社，P22

小坂奈保子（こさか　なほこ）
1960年生まれ
母子保健研修センター助産師学校卒業後、社会保険広島市民病院（現 地方独立行政
　法人広島市立病院機構広島市立広島市民病院）、福山市民病院に勤務。看護師長、

　副看護部長を経て、2016年〜2021年看護部長。

2011年認定看護管理者（第1149号）取得。

福山平成大学大学院看護研究科看護学専攻修士課程修了。

2022年より安田女子大学看護学部看護学科助産・母性領域准教授。

伝えたい！「精神科看護の魅力」 「仲間との絆」「感じとるセンス」

福山平成大学 看護学部看護学科　後藤満津子

1．看護師になる？

　看護学校への入学動機は、「大学を落ちたら、親がすすめる看護学校へ進学」というものでした。親にとっては、安定した職業という考えがあったのでしょう。高校生の私は、看護の仕事に対する知識も理解も全くなく、人の世話をするなどということが、家事も全くしたことのない私にできるはずがないと思っていました。大学への進学が叶わず、とりあえず、その年開校した看護専門学校の1期生として入学しました。入学当時は、一年で進路変更しようと考えていました。しかし、看護学を学び始めると、専門性の高さや業務の幅広さ、職業倫理など、今まで私がイメージしていたものと全く違っていました。教員の方々の熱意もあり、そこでの学びは目から鱗のようでした。仕事としての専門性と誇りに魅了され、「看護職もいいかも…」と考えるようになっていきました。看護は、対象者との人間関係を基盤に展開されるという考えは、そのころ強く心に刻まれました。憧れがなかった分、その学びは新鮮でした。向いていないと思っていた看護の仕事を40年以上継続し、看護学の教員をしているのは、我れながら驚きです。

2．精神科看護との出会い

　看護学校時代、学校から徒歩1分の精神科病院で看護補助者としてアルバイトをしていました。病院で繰り広げられる患者さんとの出会い、患者－看護者関係の展開は、人生の悲しさ、喜び、つらさ、楽しみ、生

きる意味を自分に問いかける日々でした。人生の意味、大切なことは患者さんから教わったと考えています。人にはさまざまな人生や生き様があるということを痛感し、そこでの経験が、今の私を形作っています。精神科看護の魅力や奥深さを感じ、そのまま就職しました。そこでの経験が、今の私の基盤となっています。

　病院は、ドキュメンタリー映画「精神」の主役である山本昌知先生が昭和40年代に副院長を務めていた病院でした。町中にあり、山本先生の病院改革により、その時代としては画期的なすべての病棟が開放病棟という病院でした。残念ながら山本先生と一緒に働くということはなかったのですが、昭和58年に国立精神衛生研究所主催の精神科デイケア研修が岡山市で開催されたとき、当時岡山県精神衛生センター所長をしておられた山本先生の講義などを通してお話しする機会がありました。また、病院の主要な行事には来ていただいたりもしていました。尾道保健所の保健師さんたちとの交流や講演会などでお話を聴く機会も多くありました。地域精神医療について考えるときは、先生の考えが大いに役に立ちました。

　病院では、急性期入院の患者さんも入院していましたが、長期入院患者さんが多く、症状が安定しているいわゆる「院内寛解」と呼ばれるような患者さんもいました。当時患者さんたちは、地域の事業所に院外作業に参加したり、患者さんたちの作った劇団で敬老会に慰問したりしていました。社会性の回復と協調性を養う目的で病院全体のレクリエーション活動としての1泊2日のキャンプやバス旅行なども実施していました。正月には患者さんたちが、旅行社の企画するツアーに自分たちで計画し参加することもありました。なぜこの人達は病状が安定しているのに退院できないのだろうと疑問に思っていました。「病院は治療の場、地域は生活の場」という思いは、その頃から強くありました。

　「悪いこと見つけをやめて、良い所見つけをし、ともに考えるようにしよう」40年ほど前の精神科看護の雑誌で読んだデイケア利用者の詩で

す。今でもとても印象に残っていて、研修会でもよく紹介します。これは、今ではポピュラーになっているストレングスモデルの考え方です。問題志向型の看護過程では、ともすれば、できないことに目が行き、その点をケアしていく事に集中しがちです。そのため、その人のもっている健康的な部分・ストレングスに気づかないことが多くあります。ストレングスに目を向けることにより、その人の良いところの比重がより大きくなっていきます。看護においては大切な視点となります。

　私の好きな言葉は、「その人らしく生きる」です。その人らしさ、その人らしい生活や人生とは何なのだろうかと常に考えるようにしています。当たり前に地域でその人の望むその人らしい生活が送れる社会になってほしいと願っています。

3．看護管理者になって

　看護師として精神科病院に就職し、当時の総婦長（看護部長）から期待され、多くの研修会への参加の機会に恵まれました。活動の場も与えられ、すぐに教育委員長を任され、31歳の時総婦長に就任しました。その時期は、親子ほど年の離れた生え抜きの看護師長や主任が反対勢力として障壁となり、報告がなかなか上がってこない、提案には反対される、会議の場で発言せずインフォーマルな場で反対意見を述べるという状態がありました。しんどい気分やジレンマに陥りそうになった時、サポートしてくれるスタッフが増えていくことも励みになりました。この経験が、組織のあり方、看護管理について学びたい、考えたいという思いに繋がっていきます。

　2カ所目の病院には、看護部長として就任しました。病院風土とスタッフにも恵まれ、11年間の勤務の中で、積極的に組織を概観し、さまざまな組織改革をスタッフとともに実践していきました。認知行動療法をケアの中に取り入れたり、目標管理を導入したり、記録の見直しと

いったさまざまな取り組みをしていきました。現在国は、精神障がい者の地域移行、地域定着事業を推進しています。私達は、一早く退院促進のための多職種によるプロジェクトチームを作りました。そのリーダーとして、長期入院患者の退院支援、地域移行、地域生活継続支援に仲間と夢を語り合い、活動を展開していったことは私の職業人生の中で財産となっています。

4．研修会・職能団体活動での出会い、繋がり、ひらめき、ときめき

先程も述べましたが、これまで多くの研修会へ参加していきました。研修会参加を通じて、さまざまな人と出会い、繋がりが広がっていきます。各種の精神科看護研修会、看護教員養成講習会、清瀬の看護研修センターでの看護管理研修会、セカンドレベルやサードレベルの仲間の繋がりは深く強いものです。同じ思いをもつ人たちとの語り合いは、視野を広げ、発想の転換もできていきます。いまもその繋がりは続いており、大切にしています。

職能団体での活動としては、日本精神科看護技術協会（現日本精神科看護協会）の広島県支部役員を31歳から務めました。研修会や学会の運営をしていく中で多くの仲間ができました。病院だけでは学べなかったさまざまな組織のあり方を考えることができました。広島県支部の支部長を6年間務めたときには、組織の拡大に向けた活動をしていきました。職能団体の活動の必要さを会員・非会員に機会を捉えて語るようにし、病院管理者との繋がりも大切にしていきました。日本精神科看護専門学会の学会長の経験もさせていただきました。活動の中で、当時、広島県支部の会員数は全国一位となり、協会から支部表彰を受けました。ここでも、全国の仲間達と語り合う中で視野が広がり、絆ができていきました。こうした出会いの中から、マネジメントのひらめきが生まれ、

取り組みや企画に繋がり、具現化していく中でときめきを感じることができました。

5．臨床から大学教育へ

　臨床勤務の時代から、看護専門学校や准看護学院の非常勤講師を務め看護教育に携わってきました。所属施設においても、実習生の受け入れや精神保健ボランティアの養成、ふれあい看護体験で高校生の受け入れなどをしていました。プロジェクトの活動が一区切りつき、病院を退職しました。ひと休みしていると多くの友人から、「まだやらなければいけないことがあるでしょう」とエールをいただきました。そろそろ真剣に今後のことを考えようとしていたところ、他県の友人から大学教員の道を紹介されました。その友人の病院で講演をすることになり、宿泊していたまさにその時、運命のように別の友人から1本の電話がありました。その友人の繋がりから、前任校の精神看護学領域の大学教員としての道を歩むことになります。大学の教員は、教育と研究だけをしているというイメージでした。しかし、大学教育の現場へ行くと、さまざまな委員会活動や地域交流、中高大連携、教務関連、大学の広報活動、入試関連など業務の煩雑さに当初戸惑うことが多かったのを覚えています。

　そうした中で、学生が精神看護・精神科看護に関心をもち、学んでいることが励みになり、魅力を感じて精神科看護に進んでいくことは大変うれしいことです。私もこれまでの臨床経験が生かされていることで、自分自身が学びなおしているという経験をしていきました。学生との関わりの中で思うことは、これからどのような人生を歩み、どのような成長をしていくのかということです。躓くこと、悩むこと、人に助けられること、さまざまな人や出来事と出会うことでしょう。私は、その人らしい生き方を模索する手伝いができればと考えています。その中で精神看護、精神科看護を学んでいったことが、自己を見つめていくことに役

だってくれれば幸いです。

　また、学生の実習施設開拓では、これまでの繋がりから病院管理者や看護部長、福祉施設の方からの支援・協力をいただき、感謝しています。

6．社会貢献

　私のモットーは、『頼まれた仕事は断らない（雑用除く）！』です。私だから見込まれて頼まれたのだと自分で思い込むようにしています。臨床時代から要請に応じ研修会講師を務めてきました。特に研修会で繋がった仲間から病院研修の講師を依頼されることも多く、その機会を通じて、繋がりが広まっていきました。精神保健啓発のために地域住民向けの「ストレスとの上手なつきあい方」や「心の病について」は、積極的に行政や地域からの要請に応えていきました。

　現在、私のライフワークでもある精神保健の普及・啓発として厚生労働省「心のサポーター養成事業」の講師、広島県看護協会で看護研究倫理審査委員長、広島県看護協会支部での研究サポート事業の講師などを務めています。臨床の方々と看護研究に取り組んでいく中で、看護の魅力ややりがいを感じ、私自身の成長にも繋がっています。研究をすることの楽しさ、その過程の中で自己の看護観を構築し、その還元を患者さんのケアの向上に繋げていただきたいと思います。

7．伝えたいこと

　看護管理者には、相手に言葉や形として伝える能力が必要となってきます。そのために必要なことは、「センス（sense）」であると私は考えています。センスというのは、広辞苑によると、『①物事の微妙な感じをさとる働き・能力。感覚。「－のいい服」「ユーモアの－がある」②思慮。分別。』とあります。看護には、その場の空気（雰囲気）を読むセン

ス、相手との関係性をとらえるセンスが必要です。センスは、学ぶだけ
で自然に身につくものではありません。それに磨きをかけるためには、
さまざまな経験や日々の自己洞察も大切になってきます。私たちは、人
との繋がりの中で生きています。看護も管理もセンスと人間関係が大切
です。

　最後になりましたが、次世代の看護者に伝えたいことは、仲間との絆
を大切にしながら、感じ取るセンスを磨いていただきたいということで
す。人生、とりわけ職業生活の中ではさまざまなピンチに会うこともあ
ります。ピンチはある意味チャンスでもあります。発想の転換をしてい
くことが大切です。そして、新たな看護を拓いていくことを大いに期待
しています。

後藤満津子（ごとう　みつこ）
厚生省　看護教員養成講習会修了
医療法人宏知会青山病院　総婦長
医療法人永和会下永病院　看護部長
日本精神科看護技術協会（現日本精神科看護協会）広島県支部　役員（教育委員長、
　副支部長、支部長）
日本精神科看護技術協会（現日本精神科看護協会）　評議員
日本看護協会　認定看護師
広島大学大学院医歯薬保健研究科前期課程修了　保健学（修士）
学校法人古沢学園　広島都市学園大学健康科学部看護学科　准教授
学校法人福山大学　福山平成大学看護学部看護学科　教授　現在に至る

2023ワールド・ベースボール・クラシック（WBC）日本代表の組織力から学んだ看護管理

医療法人永和会 下永病院　阪上　浩文

　子供の頃から野球に親しんでおり、現在も所属している病院の軟式野球部監督を務めている私は、精神科病院の看護管理者としての悩みと軟式野球部監督としての共通点に気づく日々を送っています。野球と看護の分野に直接の関連性はありませんが、チームワークやリーダーシップにおいて学ぶべき共通点はたくさんあります。特に、2023ワールド・ベースボール・クラシック（WBC）日本代表に3大会ぶり3度目の世界一という大きな成功をもたらした組織力は看護管理に結びつくものがあるのではないかと思い、二つのポイントを挙げ、それに基づく実際のエピソードをご紹介し、看護管理者としての今後の活動にどのように生かしていくかを考えています。また、軟式野球部監督としての経験から得たリーダーシップや連帯感の概念を看護組織に取り入れ、より良い労働環境と患者ケアの実践に貢献したいと考えています。野球と看護、異なる分野での経験が新たなアプローチとなり、組織全体の健全な発展に寄与できることを期待しています。このように組織力の重要性を考えるにあたって、WBC日本代表の成功には注目すべきポイントがあります。

シェアードリーダーシップ

　シェアードリーダーシップはWBC日本代表の成功において注目すべき要素です。栗山監督はチームキャプテンを置かないという明確な方針を打ち出し、各選手が自発的にリーダーシップを発揮する環境を作り出しました。試合前の円陣での日替わりペップトークは、自然的な発生なのかはわかりませんが、インフォーマルなリーダーがチームの中にさま

ざまに登場しました。このチームのリーダーなのだという自覚を全員に促し、全員がそのことを自覚する良い習慣となりました。これは看護管理においても重要な示唆を与えます。協働的なリーダーシップが組織全体の強さにつながることを考えると、シェアードリーダーシップの原則は一人のリーダーだけでなく、多くのスタッフが役割を果たし、リーダーシップを発揮することが必要です。看護の役職についていないスタッフも役割を果たし、リーダーシップを発揮させるには、栗山監督のように看護管理者が明確な方針を打ち出すことが重要であると考えます。組織全体が協力し合い、全員がリーダーである自覚を持つことが、看護管理の成功につながる一つだと考えます。

　また、大谷翔平選手やダルビッシュ有投手など各選手も自発的にリーダーシップを発揮しました。ダルビッシュ投手のシェアードリーダーシップにも注目が集まりました。彼は競技外で他の選手と良好な関係性を築くことで、WBC日本代表の宮崎キャンプから参加していた宇田川優希投手の心のケアに尽力しました。宇田川投手はスーパースターたちに囲まれる中で「気疲れしている」と打ち明けており、この状況に苦しんでいました。ダルビッシュ投手は練習休みの夜に自らのＸ（旧ツイッター）を更新し、投手陣で宇田川投手と食事に出かけたことを報告しました。更に、「宇田川さんを囲む会に参加させていただきました！宇田川さん、ご馳走様でした！」というちゃめっ気あふれるコメントをつづり、宇田川投手が話していた「気疲れ」に寄り添いました。24歳の若手がスター選手たちとの中で振る舞いに迷っていたところ、ダルビッシュ投手がリーダー格として一肌脱ぎ、緊張をほぐしたエピソードは注目を浴び、チームの人間関係を良好にしました。このようなダルビッシュ投手のシェアードリーダーシップのエピソードは、看護管理においても重要な示唆を与えます。彼が競技外で他の選手と築いた良好な関係性を通じて、宇田川投手の心のケアに尽力した様子は、看護組織においても協働性と人間関係の大切さを示唆しています。看護管理者として、患者ケア

はもちろん、スタッフ同士の連携や心のケアも欠かせない側面です。ダルビッシュ投手が宇田川投手の「気疲れ」に寄り添い、状況に注意を払っている姿勢は、看護現場においても同様に、スタッフのメンタルヘルスに気を配り、労働環境を良好に保つ必要性を強調しています。また、若手スタッフがスター選手やベテランとの中で振る舞いに迷っている場面にも通じます。看護組織においても異なる経験や役割を持つスタッフが協力し合い、リーダーシップを発揮することは、良好なチームワークの形成に繋がります。ダルビッシュ投手のようにリーダーが積極的に関わり、コミュニケーションをとることは、看護管理者が組織全体の健全な発展を促進するためにも必須の行動と考えます。

　大谷選手はチームメートに対して限界まで自分を追い込むよう促すことが注目を集めました。要するにチームのモチベーションを高める人と言われています。大谷選手のWBC決勝前のあの有名なペップトーク「憧れてしまっては超えられない。僕らは超えるために、トップになるために来たので、きょう一日だけは憧れを捨てて、勝つことだけを考えていきましょう」は、まさにモチベーショナルリーダーです。その役目を果たしました。そのうえ、二刀流でベンチとブルペンを行ったり来たりする姿、自分の振る舞いという背中を見せる。大谷選手があそこまで自分を追い込んでいる。そう感じた他選手のモチベーションはぐっと高まると言われています。チームの中で各々がやるべき役割をみんなで分担したことが、勝利するひとつの推進力になったとも言われています。これもシェアードリーダーシップの成功例だと思います。このことから、大谷選手のモチベーショナルリーダーシップは、看護管理においても示唆に富んでいます。彼がチームメートに対して「憧れを捨てて、勝つことだけを考えていこう」と語ったペップトークは、モチベーションを高め、目標に向かって全力を尽くす姿勢を促進する良い例です。このようなリーダーシップの重要性は、看護組織においても一層強調されます。シェアードリーダーシップの原則は、一人のリーダーだけでなく、複数

のスタッフがリーダーシップを発揮し、各々が役割を自覚することにあります。大谷翔平選手のようなモチベーショナルリーダーシップは、組織内での連携を強化し、各メンバーがチーム全体の成功に貢献する契機となります。看護管理者としては、このようなリーダーシップの原則を取り入れ、スタッフの個々の強みを最大限に活かすことが、組織全体の力を引き出し、患者ケアの向上につながると思います。コミュニケーション、モチベーショナルリーダーシップ、役割分担と協力の重要性も大いに考えられます。これらの要素を組織全体に浸透させ、協力体制を構築することで、患者ケアの質が向上し、看護組織がより効果的に機能することが期待されます。

コミュニケーションと心配り

　WBC日本代表が異なるプロ野球チームやメジャーリーガーから構成され、初の日系人選手であるラーズ・ヌートバ選手が選ばれるなど、多様なバックグラウンドを持つメンバーが期間限定で一つの強力なチームを形成する必要があった際に、コミュニケーションと心配りは特に重要な役割を果たしました。メンバー間で密接なコミュニケーションを重視し、個々の選手の特徴やニーズを理解することで、信頼感を築き、チーム全体が連帯感を持つことが可能となりました。特に、初の日系人選手であるヌートバ選手が、監督・コーチ・選手全員によって受け入れられたことは注目されました。

　栗山監督は大谷翔平選手の「心配り」に感心し、以下に2つのエピソードを紹介しています。

移動の円滑な調整

　大阪への新幹線移動中、大谷選手は駅員さんと警察の連携により、スムーズで混乱のない移動を経験しました。名古屋駅では、大谷選手が通常使用するサインがホワイトボードに書かれており、自身のユーモア溢

れる行動で周囲を和ませました。彼は移動中、安全に移動できるように力を尽くしてくれた駅員さんと警察のみなさんに感謝の気持ちを示すとともに、彼らを驚かせることで、心配りを示しました。

ラーズ・ヌートバ選手への気配り

　移動時にスーツが間に合わなかったため、ヌートバ選手は私服での参加となりました。しかし、大谷翔平選手は自身もスーツでなく私服を選ぶことで、ヌートバ選手が独りぼっちにならないように心を配りました。この行動は、「たっちゃん」（ヌートバの愛称）をチームに溶け込ませ、結果的にチーム全体の連帯感を高める一因となりました。これらのエピソードから、WBC日本代表の成功において、コミュニケーションと心配りが特に重要な役割を果たしました。異なるプロ野球チームやメジャーリーガーから構成された多様なバックグラウンドを持つメンバーが期間限定で一つの強力なチームを形成する中で、コミュニケーションが密接な連携を可能にし、心配りが組織内の信頼関係を築き上げました。特に初の日系人選手であるヌートバ選手が受け入れられたことは、コミュニケーションと心配りの成果であり、組織内の一体感を象徴しています。栗山監督が大谷翔平選手の心配りに感心したエピソードは、その一端を示しています。大谷翔平選手の心配りは、移動中の円滑な調整やヌートバ選手への気配りなど、単なる動作以上に相手の立場になり、思いやりを示すものでした。これは看護管理においても非常に重要な要素です。患者ケアにおいては、コミュニケーションが円滑であり、スタッフ同士が心配りを持って協力し合うことが質の高い医療サービスを提供するための基盤となります。看護管理者として、大谷選手のような心配りとコミュニケーションのスキルを取り入れ、組織内の協力と信頼を築くことが、看護組織の力強い発展に繋がるでしょう。患者ケアの質を向上させるためには、スタッフ同士の連携と理解が欠かせない要素であり、大谷選手の成功から学ぶべき多くの示唆が得られます。

最後にWBC日本代表の成功から学ぶと、これからの看護管理者には心配りができ、モチベーショナルリーダーシップを発揮できる能力が求められると言えます。特に、モチベーションを高め、協力を促進するようなリーダーシップが重要です。同時に、モチベーションを下げるリーダーも存在するため、良いリーダーシップのモデルを提供し、次世代のリーダーを育てることが今後の課題です。次世代のリーダーには単なる知識やIQだけでなく、心の持ち方や他者への思いやりを表現するEQ（感情知性）が重要です。これが組織内のコミュニケーションを円滑にし、協力関係を築く上で非常に役立ちます。モチベーショナルリーダーシップも、メンバーのモチベーションを引き出し、個々の能力を最大限に発揮させることが期待されます。看護管理者としては、患者ケアだけでなく、スタッフのモチベーションを向上させる役割も担います。良好なリーダーシップによって、組織全体の雰囲気が向上し、患者ケアの質も向上することでしょう。これからの時代において、リーダーシップの質はますます重要となり、その中でも心配りとモチベーショナルリーダーシップの要素が強調されると私は思います。

阪上　浩文（さかがみ　ひろふみ）
1991年下永病院に入職。尾道准看護学校、三原看護専門学校卒業し看護師取得。
看護師取得後、看護科長にて佛教大学通信課程に入学し2011年3月卒業。
看護部長にて川崎医療福祉大学院に入学し、2021年3月卒業。
現在は下永病院看護部長、日本精神科看護協会広島県支部長、看護学校非常勤講師を務めている。

耳を傾けて聴く
～大切なことは全部患者さんから
教えてもらいました～

医療法人社団新新会 多摩あおば病院　坂田　三允

1．はじめに

　編集ご担当の後藤先生からこの原稿依頼のお電話を頂いたのは、2～3か月前のことでした。「看護管理者として何が大切か、後輩に伝えたいこと」を書いて下さいという趣旨のお話だったと思います。その時はあまり深く考えることもなく承諾のお返事させていただいたのですが、しばらくして「看護管理者として」という言葉に引っ掛かりを感じ、考え込んでしまいました。現在の肩書は看護部顧問です。10年ほど前に現在も勤務している病院でしばらく看護部長をしていました。けれども、私は看護管理という役割がどういうものであるかについて深く考えたことはなく、管理に関してきちんと学んだこともありません。したがって、本書のテーマからは外れてしまうのですが、看護という仕事を長く続けてきた一人の看護師として、今考えていることをお伝えしてみようと思います。お目通し頂ければ幸いです。

2．看護師を目指した理由

　高校2年生の時でした。母が網膜剥離になり、手術のために入院しました。お勉強に熱心ではなかった私が付き添うことにしました。当時は家族が泊まり込みで付き添うことが当たり前でした。2週間頭部を動かしてはいけないというとても難しい手術でした。術後暫くしてシーツ交換の日がやってきました。頭を動かさずにシーツを交換するなど、私に

できるはずがありません。配られたシーツを看護婦詰所にお返しに行きました。婦長さんが「そうやった。そうやった。私が交換するから」とおっしゃって、手際よくあっという間にシーツを交換してくださいました。その技術に感動して、そしてその技術は他者の役に立つものであることを確信して、その技術を学びたいと思ったのでした。

3. 嫌なものは嫌なんだよ

　人のお役に立ちたいという思いから看護の道を選んだ私ですが、基本的に理科系の学問が苦手でしたから、学びの道は結構険しかったです。ただ、学ぶことは楽しく、学生生活の中で嫌な思いをしたことはありませんでした。もっとも、すっかり忘れているだけ、自分に都合のいいように苦い思い出には蓋をしているだけのことかもしれません。

　そのような能天気な私にも、実習中の受け持ち患者さんとの間で体験した苦くてとても鮮明に残っている想い出があります。その患者さんは、50歳代の男の患者さんでした。人工肛門をつけられた方でした。いまでこそ、人工肛門であっても、その場所などによって使い分けられる採便袋があるなど、便利になってきていますが、当時（昭和40年代）は、採便袋が出回り始めたばかりで品薄でしたから、採便袋が手に入りにくく、時々は排泄口にガーゼを輪にして巻きつけ、上から袋をかぶせるようにしなければなりませんでした。ある日、次の日から暫くの間採便袋が手に入らないことがわかりそのことを患者さんに告げました。患者さんは「いやだなぁ」とおっしゃいました。私は手間暇がかかることがお嫌なのだろうと勝手に思い込み、「大丈夫ですよ、私たちがきちんと付け替えますから」と言いました。それでも患者さんは「いやだなぁ」と繰り返されました。私は患者さんに納得していただかなければと思い、再度「大丈夫ですよ、私たちがやりますから」と言いました。その時患者さんが怒鳴るようにおっしゃったのが「嫌なものは嫌なんだよ」という

言葉でした。私はなぜ怒られたのか分かりませんでした。とりあえず、「すみません」と謝って退室したのですが、なぜ怒られたのか納得できず、私も腹を立てていました。でも、時間が経つにつれてすこしわかりかけてきました。「嫌なものは嫌」という言葉の意味がはっきりとわかったわけではありません。わかったのは、私の言葉は患者さんに添えていなかったということです。私は私のために患者さんを説得し続けただけだった。患者さんの立場に立てていなかったのです。今ならきっととりあえず真っ先に「いやですよねぇ」とお答えすると思います。私がその立場であったら、面倒だしうまくできればいいけれど、少しでもずれたりしたらとんでもないことになると思うからです。

4.「あなたのために」と「わたしのために」

　さて、そんな失敗もありつつなんとか卒業し国家試験も無事に通って、心理学や精神医学の授業が面白かったことから、私は70床の小さな精神科の病院で働くことにしました。ある日、とても元気な躁状態の患者さんが入院されました。消灯時間になってもなかなか眠られません。そのうちに「腹減った。何か食わせろ」と言ってこられました。「何もありません」「食堂に夕食の残りがあるだろう」「ありませんよ。もう寝ましょう」「じゃぁ駅前にラーメン食べに行こう」「とんでもない。早く寝てください」というやり取りを何回か繰り返した後、患者さんはいったんお部屋に戻られました。ところが、よかったと思う間もなく、半分眠っているようなお顔の患者さんが4～5人ぞろぞろと詰所めがけて歩いてこられるのです。「どうしました？」「何とかしてくださいよ。○さん（躁状態の彼です）が何か食べるものをよこせって起こすんですよ」とのこと。とりあえず、その患者さん達には追加の眠剤を飲んでいただいたりしたのですが、○さんはほぼ一晩中不眠で、多くの患者さんを起こしてしまいました。

　次の日、私は院長に「何とかしてください」と訴え、〇さんは隔離されることになりました。その時院長先生は「君のために隔離するんだからな」とおっしゃいました。どういう意味だ？と私はむっとしましたが、とりあえずは〇さんに振り回されることの方が大きな問題でしたから、そのままよかったなと思っていました。躁状態の患者さんと真っ向対決してはいけないということを学んだのはしばらく経ってからのことでした。さらに私は消灯時間が過ぎても眠らない患者さんに対して、ご本人の求めに先立って追加の眠剤を渡してしまうということまでしてしまいました。「眠れないあなたがおつらいでしょうから」といいつつ実は「あなたが起きていて騒がれると私がたいへんなの」という本心が隠されていることに気づいたのはずいぶん後のことになります。

　考えてみると、病院の都合、病棟の都合、看護者の業務の都合で患者さんの日常生活が規制されていることがたくさんあるように思います。もちろん、病院であっても集団生活を送るところではありますから、ある程度の規制は仕方のないことですが、患者さんの事情がまったく無視されてしまうようであってはならないことだと思えるようになったのは「君のために隔離するんだからな」という院長先生のお言葉のおかげでした。

5．愚痴は心の生ごみです

　人間には24時間という時間が平等に与えられています。私たちは24時間あっても足りないと思っていることもあるかと思います。でも、何もすることがない、アパートに1人で退院された患者さんは24時間をつぶすことができません。ご飯を準備して、食べて寝るという時間を引いても、かなりたっぷりした時間が残ってしまいます。

　訪問販売の人に騙されて高価な掃除機（48万円もしました）を購入した患者さんが言いました。「ほんとにいい人だったんだよ。いっぱい聞い

てくれて」と。語りたいこといっぱいあったんだなと思いました。起き
ている間ずっと一人ぼっちで、それが1週間、外来の日や訪問看護の人
が来てくれる日以外はずっと1人でいたら、やっぱりそれは誰かと話し
たくなるだろうなと思います。

　外来が終わったあと毎回私を訪ねてきて「暇つぶし」と称してあれこ
れお話をしていく患者さんがいました。4年ぐらいそういう時間が続い
て、「ごめんね、いつもごみ箱にして」と言われました。暇つぶしから
ごみ箱に昇格したのだと思いました。ごみは捨てなくてはならない。グ
チグチは心の生ごみ。生ごみはため過ぎたら発酵して爆発する。その前
に捨てないといけない。こまめに捨てることが必要で、受け取る側のごみ
箱は間口が大きくなければならない。間口が小さいと本人が捨てたつ
もりでも、ごみ箱の周りに散らかっているだけということになりかねな
い。だから、大きな間口のごみ箱でいることっていうのがとても大事な
ことなのだということを患者さんから学ばせてもらいました。

　捨てるということは、身の回りを整理することです。ごみ箱は返事な
んかしません。黙っています。ただ受け取るだけです。受け取るという
か、来るものを拒まずに立っているだけです。でも、そういう存在も必
要なのだということを教えてもらいました。

6．言葉がなくても伝わる気持ち

　60余年の長い看護師体験の中で唯一の体験です。患者さんに感謝され
たことがあります。細かいことはあまり覚えていないのですが、ある患
者さんがボストンバッグ抱えてホールに出てきて、ボストンバッグのも
のをバッとまき散らし始めました。しばらく「なぜこんなことしている
のだろう」と思って見ていたのですが、散らかしていくだけではだめだ
と思って、横に座って放り出したものをたたんで重ねました。するとま
た患者さんが広げる、私がたたむということを3、4回繰り返しまし

た。最後に私が畳んだものをボストンバッグに詰めて彼女は部屋に戻っていったのですが、なんだったのだろうなとずっと思っていました。そんなある日、2年か3年たってから外来でバッタリ会いました。「坂田さん」って抱きついてきて「坂田さん、あのとき一緒にいてくれたよね。うれしかったよ」と言ってくれました。そのときに、言葉じゃないんだなと思いました。存在、そばにいること、ともにあるということに重要な意味があるということなのだろうと思いました。

7．おわりに

　コミュニケーションは言葉がなくても成立することがわかっていただけたら嬉しいです。

坂田　三允（さかた　みよし）

1969年　聖路加看護大学卒業
1979年　千葉大学看護学部
1992年　立正大学仏教学部卒業　東京大学医学部附属病院
1997年　長野県看護大学　教授
2001年　群馬県立精神医療センター　看護部長
2005年　日本精神科看護技術協会　専務理事
2007年　名寄市立大学保健福祉学部　教授
2009年　新新会多摩あおば病院　看護部長　顧問　現在に至る

交渉術を活用した看護運営の実際

労働者健康安全機構 大阪労災看護専門学校 　佐野 　惠子

1．はじめに

　チーム医療が推進される中、看護師は患者や家族、医師やコメディカル、事務員、委託業者、地域の社会福祉関係者など、非常に範囲の広い人々とかかわりを持ち業務を遂行しています。チーム医療の中心は患者であり、患者に近い存在である看護師は交渉の機会が多くコミュニケーション能力を必要とします。

　特に看護管理者は、病院幹部や診療科部長、コメディカルの長と交渉する機会が多く、その結果によって看護部の教育や組織運営に大きく影響を及ぼすこともあります。企画を通したいという強い思いがあっても、説明が不十分で相手に理解が得られず、思い通りにいかなかったことも何度か経験しています。この度は、交渉術を活用して交渉を行うことで、ほぼ計画通りに「入院支援センター」を2018年度に設立し運営ができた事例を紹介します。

2．入院支援センター（以降センター）設立に向けての取り組み

　入院生活が難しくまたは退院困難が予測される患者（以降ハイリスク患者）を入院前から抽出し、多職種で情報共有し適切に対応することで、その後の入院治療や退院が安全かつ円滑に行え、療養も支援できる体制を構築しようと考えました。

1）交渉前の準備

　関係職種と交渉するにあたって重要なことは事前準備です。問題の本

質は何か、解決できる問題なのか、誰と交渉すれば解決できるのか明確にする必要があります。自身の考えを整理し、その考えが妥当であるか否かを検証する意味においても計画書（５Ｗ１Ｈ）をしっかり作成することが大切です。

〈計画書〉

● 誰が　次年度より定年後再雇用となる師長をリーダーとし、地域連携室で勤務経験のある育児休暇明けの看護師２名、薬剤師、栄養士各１名を配置する。

● いつ　師長が定年退職し、また育児休暇中看護師の休暇が明ける次年度４月から開始する。

● どこで　業務内容を考慮し、地域連携室内もしくは付近の個室を確保する。

● 何を　外来で抽出されたハイリスク患者を支援する。

● どうする

・問診や入院生活と治療の説明を行い、そこからすでに発生している問題とこれから予測される問題を患者・家族と共有し、改善に向けた取り組みを地域連携室と協働し、適宜、関係職種で対応する。そこで新たに必要となるスクリーニングシートを作成し、運用手順と共に関係職種に説明し周知する。

・患者を生活者として捉え、療養指導や相談対応ができることを目的とした学習会を定期的に開催する。講師に院内の退院支援看護師や医療ソーシャルワーカー、外部より在宅看護専門看護師や訪問看護師を招聘する。

・センターの運用を評価して改善していくため、既存の外来管理委員会を活用する。

● なぜ　手術や治療を予定通りに安全かつ適切に行い、治療終了後は住み慣れた地域に退院し、患者・家族の望む療養生活を送ることができることを目的とする。

2）交渉の実際

　まずは師長会で意思統一して看護部の協力を得る必要がありますが、その前の根回しとして、関連部署となる外来師長、地域連携室師長へ企画内容について提案しました。

　交渉前の段階で要となる相手に企画内容を知ってもらい、その時の反応や思い、価値観を知ることで、事前に準備ができ、その後の交渉や会議を円滑に進行することが期待できます。もし根回しの際に相手の反応が悪かった場合には、不足しているデータの収集や実態調査を行うなど、具体的な情報をもとに再検証を行います。また場合によっては交渉自体を延期することも考慮します。

　当時、外来患者の入院説明は、プライバシーが確保できない外来待合で、外来看護師が診察介助と並行して行っていました。そのことに対し、外来師長は以前より問題視していたため、今回の企画に対して非常に理解を得ることができ、その後の師長会でも円滑に意思統一ができました。相手の状況や心情を理解しておくことで、相手の心が動き単なる業務命令よりも動機づけとなり成果につながります。今回、師長としての管理能力を発揮して精力的に外来看護師への指導や業務調整に励んでくれました。

　しかし、ハイリスク患者を抽出するための問診と記録、センターへの患者案内などといった追加業務が生じることに対して、業務が煩雑になり安全が担保しにくくなるといった意見が外来看護師からでました。そこで、入院説明に多くの時間を要していた（特に入院患者の多い）3診療科から取り組むといった代替案を提示したところ、了解を得ることができました。

　交渉はすべて合意に至るとは限らず、それを予測して準備段階から最善の代替案を考えておくことで冷静に交渉を進めることができます。すべて企画が否定されるより、一部でも賛同を得られ運用できる方が望ましく、目指すゴールに近づく可能性があります。

　幹部会議では、企画内容に加え診療報酬改定により「退院支援加算」から「入退院支援加算」と名称変更し、入院前からの支援が強化されたことを説明したこともあり、センターの設立と事務員１名の配置が認められました。

　薬剤部長、栄養管理室長からセンターの設立や運用について賛同を得られましたが、人員配置は業務上の問題で叶いませんでした。しかし既存の薬剤師外来の利用許可を得ることはできました。実績のない中での急な人員配置が難しいことは十分理解できたため、今後センターにおいて、薬剤や栄養に関する問題件数や内容を収集し、その情報をもとに再度交渉する方がお互いの利益につながると考えました。

　センター設置場所は、その業務内容から地域連携室内に置くことが理想でしたが、空きスペースがなかったため、外来に複数点在している個室の中から、広さ、明るさ、動線を考慮して一つの個室を選択しました。新病院移転までの３年間であれば問題ないと考えました。

　当時その個室は、倉庫として２診療科が利用しており、保管物を移動するための交渉の事前準備として、①センターの設置とその目的について、②事務員や配送業者が、③年度内に、④該当倉庫の保管物であるレントゲンフィルム等を、⑤新しい場所（フィルムレスになり生じた診療科外来の空きスペースや別の倉庫）に、⑥移動する、という内容で計画書を作成しました。２診療科の部長と交渉を行った結果、患者・家族にとって環境を改善できるという理由から了解を得ることができました。

　保管物の移動後の個室は会議室仕様へ改装して、電子カルテなど必要な備品は事務局と交渉し整備することができました。

３）センターの運用

　病棟・外来・地域連携室の看護師間で運用方法や記録について問題点を抽出して改善につなげ、毎月の外来管理委員会で報告し、多職種で情報共有しました。対象患者も３診療科から８診療科まで増やすことができ、入退院支援加算の算定も前年度比1.58倍に増加しました。センター

のリーダーとして、病棟看護や師長経験の豊かな定年後再雇用者いわゆるプラチナナースを配置したことは、センターを順調に運用できた要因のひとつと考えます。今後は、全診療科患者に対応できるように検討するとともに、目的に沿った運用ができているかを多角的に評価し、改善する必要性があります。

3．看護管理者の交渉

　病院では日常的に問題が発生します。看護管理者が対応すべき問題は、看護部内から部署を超えた職種間で起きるものまで多種多様です。職種間で交渉を行う際、自部署を優先して要求を勝ち取ることを考えがちになりますが、WinWin交渉を行うことが望まれます。そのためには日々の関係性が影響します。信頼関係こそが交渉の良し悪しを決めると言われますが、それだけでは解決できないのも現実です。交渉が行き詰まった際には、患者・家族にとってどう有益となるのかを念頭に置き、交渉を進めていきたいものです。良好な関係が継続できるような交渉を重ねていくことが次の交渉の結果につながります。

　チーム医療が推進される中、交渉相手はチーム仲間として支援してくれる相手でもあります。チーム医療は、単に各専門職能集団が存在し独自に技能を研鑽し発揮するだけでなく、互いの専門性を理解した信頼に基づく人間関係が重要であることを忘れずにいたいものです。

引用・参考文献
齋藤由利子：交渉力アップで看護部を変える、病院を変える、経営書院、2019.9.20，p2.6.13.60
井部俊子他：看護管理学習テキスト第3版第4巻組織管理論、日本看護協会出版社、2022.4.1，p126

佐野　惠子（さの　けいこ）

1982年	独立行政法人労働者健康安全機構　大阪労災看護専門学校卒業

1982年　独立行政法人労働者健康安全機構　大阪労災看護専門学校卒業
1982年　独立行政法人労働者健康安全機構　大阪労災病院就職
2009年　独立行政法人労働者健康安全機構　関西労災病院転勤
2016年　独立行政法人労働者健康安全機構　和歌山労災病院転勤　看護部長
2018年　独立行政法人労働者健康安全機構　大阪労災病院転勤　看護部長
2021年　定年退職
2023年　独立行政法人労働者健康安全機構　大阪労災看護専門学校就職　副校長

看護管理者として、一人の看護職として

人間環境大学 看護学部看護学科　鈴木　正子

はじめに

　私は、助産師として「家族の絆、命の大切さ」を自己の信念として臨床経験を積んだ後、看護管理者として看護職の育成、組織経営を経験しました。

　さて、看護管理というと、「看護部長（室）」のイメージに直結する方も多いと思いますが、日本看護協会編纂の看護に関わる主要な用語解説では「看護管理とは組織の目標達成に向けた活動が効果的にできるよう、ヒト、モノ、カネ、情報などを有効に活用して看護組織・運営を行うこと」と定義され、そして「看護管理の視点は、看護管理者に限らず、すべての看護職が理解している必要がある」と記されています。

　私は、「すべての看護職」における看護管理が、今後の看護に重要であると考えています。AI（人工知能）やIoTなどの科学技術の目覚ましい進歩は医療情勢においてもグローバル化をもたらし、人々の健康観・人生観などに影響を及ぼしています。「デジタルに強い若年看護職」だけでなく、看護管理者も、これらのもたらす技術革新には一瞬たりとも目を離すことはできません。しかし、看護を行うのも受けるのも「心を持った人間」です。地域包括ケアシステムなど、多職種との連携や、地域住民など能動的な「人間」に対するマネジメントが求められています。

　一人の「人間」としての私が看護管理の経験の中で培ってきた私自身の考えを述べてみようと思います。

1．看護管理者としての自覚

　「看護部長に単なる親しみやすさはいらない。厳しいが信頼される看護部長になりなさい」－これは私が看護部長に就任した時いただいた病院からの期待の言葉です。その時、まず考えたのは、重要な意思決定を行う基盤は、第一に感情に左右されない平常心であるということです。また、院長からの言葉「これからは「公人」であることを忘れないように」にも常に意識して行動しました。日頃の行動が大切であり、特に発言内容と態度については十分気をつけなければなりません。多方面の人と出会い、挨拶や話をする瞬間も看護管理者としての立場を意識して、毅然と振る舞うよう心掛けました。看護部長として、他職種からの信頼を得なければ、「看護師全員が誇りと自信をもって働くことも地位も獲得できない」、「看護管理者の責務として信頼獲得に努めたい」との思いを抱いてのスタートでした。無能な管理者となりたくなかったことはもちろんですが、看護部長を引き受ける以上は「自分の持つ力を十二分に発揮したい」「任じて下さった人たちの期待に応えたい」という思いの方が強かったのです。現地・現物主義も大切ですが、御用聞きのように各部署をラウンドするのでなく、主要な情報はタイムリーに報告させることを原則とするなど今までのリーダシップスタイルを変えなければいけませんでした。看護部門の最高責任者としての任を果たす上で、それまでの経験や学習した知識と異なる知識、技術の重要性を感じ、かつ早急に習得する必要性を感じて、認定看護管理者となることを目指しました。

2．実践者としての持論

①ビジョンを示し、自分の言葉で信念をもって語りかける

　組織改編と組織運営は看護管理者の責務です。適切な改編を怠ると組織の発展が鈍り、同時に職員の成長も鈍ります。常に変革が必要なので

す。組織を作るとき、ライン型組織に役割別や専門分野の横断的組織を織り合わせるように努めました。有能な人材があり、活躍が期待できればポストを作るなど積極的に看護職の業務拡大を考えました。また、必要があれば看護部門を超えた組織にも看護職員を派遣しました。要請があれば病院を超えた組織にも送り出しました。制度がなければ新設する交渉もしなければいけません。時には就業規則をも変える必要があるのです。何よりこれらの変革や運営を可能にするには、部署の長がビジョンを示し、それを自分の言葉で熱く思いを込めて語ることだと思います。そうすればスタッフはついて来ます。人が動き出せば、組織はくるくる回りだします。

②フェア・マネジメントの重要性

　部下を尊重し、公正に扱うことを理念とするのが「フェア・マネジメント」です。組織がこれを怠ると、大きな問題が組織内に生じます。自分が相手から軽々しく扱われていると感じると、自尊心は傷つき、やる気が喪失し、相手や組織に対する怒りや葛藤の念を抱きます。「自分が組織の一員、人間として尊重されていない」という不公正感は、組織への愛着（情緒的コミットメント）、仲間への支援、組織規律の遵守といった、チームワークを通じた組織の生産性の向上にとってマイナスとなる行動につながると考えられます。

　このような状況に陥らないために「スタッフに十分な説明がされているか」、「各個人が大切にされているか」など注意深く観察しています。悪い事象ほど早く伝わること、トップのやっていることはみんな必ず見ているということを肝に銘じてきました。

③問題の原因を自分に戻す

　管理者の値打ちは自分に戻すことで決まると考えています。組織が変革できないのは自分が変われないから、その病棟が崩壊しているのは自分が配置した人事の失敗、部下の失態は自分の教育不足・・。つまり、管理者こそ忍耐と謙遜と反省の毎日でなければならないと思います。「意

見が言いやすい環境を作っているか」、「イエスマンだけを重宝に使っていないか」、「裸の王様になっていないか」、「少数意見にも耳を傾けているか」等々を常に心に留めて自分自身を監視することが管理者の重責と認識しています。

④いつでも真剣勝負

　大きな責任にはそれを担うだけの精神力が必要です。「覚悟」といってもいいでしょう。この覚悟がない者は絶対に責任ある長になってはいけないと思っています。覚悟の量に応じて責任の量をはかり、自分にあった仕事に就かないといけません。

　看護部長が大きな名誉を得られるのは、それだけの責任があるからです。いざというときには迅速で適切に対処し、きっちりと責任を取って職を失うことも辞さない覚悟を持っているからです。最終的に責任を取ることは非常に大切であり、その覚悟を持っているからこそ、組織に貢献できるのです。

⑤管理の実践者こそ勉強を怠らない

　勉強をしていないとチャンスを見逃します。厚労省、総務省などの情報は人事・労務管理に欠かせません。ピンチをチャンスに変える力を持つためには、現場をよく観察し、社会環境の変化をよく認識できる感性を持つこと、そして発言の根拠（現場をみる）を明確にして、病院執行部をも説得する情報やデータを持つことが必須です。また、勉強の途上にアイデアが浮かんだら即実行します。実行しないこと、発言しないことで後悔しないよう心がけてきました。また、常に周りを俯瞰し、看護の質向上・看護職の地位向上に反する傾向や言動は見過ごさないことも大変重要なことであると考えます。

3．看護の原点を見据え、そして変えていく

　看護職になって40数年間、私自身、「看護とは」を自問自答するたび、

恩師からの「看護職は病者を尊び、慈しむヒューマン・ケアリングを実践」という一言が常に頭の中をよぎります。「ケアの本質（病む人に寄り添い、語り合い、心身を癒す）を考えるマネジメント」これは、激動の時代である今から未来に至っても、看護職が決して見失ってはいけない「変えてはいけない」看護への原点であり、常に問いかけられるものだと思います。

　一方、看護師こそが患者さんを総合的に診て、各専門職に情報を提供し、医療チームをコーディネートするキーパーソンでなければなりません。医師の指示をこなすことに集中するという意識から脱却しなければ、多職種間のコミュニケーションをコントロールしてリーダーシップを発揮することなどできません。また、たとえ看護管理者でも、最初に述べたような革新的な医療技術をデジタル世代に任せ、自分が培い自分を支えてきた技術に頼りきるという意識を変えて柔軟に対応できなければ、専門職とはいえないでしょう。

　これからの看護管理には、社会の変化に対応して「変えてはいけない看護」「変えていかなければならない看護」の方向性を見極めることが重要ではないでしょうか。

おわりに

　「看護」を実践するうえで私が信条としていることがあります。心の中で「これは患者さんにとって本当にいいことなのか？」を常に自問することです。そして、現場をみて「なぜ」と問いかけることを日々繰り返してきました。

　看護師の立場で、自分の言葉で看護を語れますか？看護管理者は「看護とは何か」という問いにきちんと答えなくてはなりません。

　最後に、少し長いですが、もう一つ私の心に響いた言葉を記します。

「看護の対象となる患者さんの多くは、食事、排泄、身体の清潔、衣

服の着脱など身の回りを自己管理できない状態に置かれ、心身の苦悩・苦痛を耐え忍び、たまらない不安と孤独に苛まれ、忍び寄る死の恐怖に怯えながら、独り淋しくベッドに横たわっているのです。この患者さんのことを英語ではペーシェント、すなわち耐え忍ぶ人と言います。患者さんに寄り添い、失われた日常生活を援助し、患者さんの感情の真っ只中へ自己を投入して苦悩・苦痛を共有・共感し、そして少しでも安らかに過ごせるように心身を癒してゆく事、これがまさに看護の心です。この心を言葉、行動、態度で表すのが看護職の仕事です。看護に携わる者は言葉、態度、行動に細心の注意をはらい、またそれが出来るように日々努力しなければいけません。川島吉良」

　改めてこの言葉一句一句を見ると、私の実践者としての持論の意味がすべて包含されていると思えてきます。この言葉は看護職としてのみでなく、一個人として心得なければならない本質を語っているのかもしれません。

引用文献

１）鈴木正子：未来を拓く看護管理〜変えてはならないものと変えていくもの〜
　第50回日本看護管理学会抄録　日本看護協会　2019
２）鈴木正子：師長たちよ、自信をもとう！看護管理22（１）2012　医学書院
３）鈴木正子：より高いレベルの管理者をともに目指そう　看護64（３）2012看護
　協会出版会
４）川島吉良：耐え忍ぶもの　「ひくまの」No.30浜松医科大学図書館報

鈴木　正子（すずき　まさこ）
1974年名古屋大学医学部付属助産婦学校卒業
1974年名古屋掖済会病院・刈谷豊田総合病院で臨床経験
2004から2014年まで刈谷豊田総合病院看護部長
2004年認定看護管理者
2008年中京大学大学院ビジネス・イノベーション研究科修了
2014から2020年６月まで愛知県看護協会会長
2020年７月から現在人間環境大学看護学部キャリアデザイン支援室室長・客員教授

これからの看護職に期待すること

吉備国際大学 看護学部看護学科　竹﨑　和子

これまでの看護経験

　ジョイス・トラベルビーは[1]、「看護とは対人関係のプロセスであり、人間対人間の関係の確立を通じて看護の目的は達成される」と述べています。私の約40年間の看護師生活を振り返ると、次世代に繋ぎたい次のような4つの対人関係のプロセスが浮かびます。

　食道静脈瘤破裂後治療中の50歳代の患者　絶飲食から飲水許可となり、吸い飲みに水道水を入れて訪室しようとした時、先輩看護師は「こんな暑い日に喉が渇いてお水を飲む時、生ぬるい水と氷水とどっちがいい？私は冷たいお水が欲しい」と、吸い飲みに氷片を1個入れてくれました。飲水後は満面の笑みで「満足」の一言でした。

　肺がん終末期の70歳代の患者　初夜勤で急変が怖くて30分毎に血圧測定していました。先輩看護師から「患者さんと家族は残された大切な時間を過ごされています。貴女の頻回な訪室は何のため？患者さんと家族に必要な看護を考えてみて」と問われました。頻回な訪室を控えた巡回時、手を繋ぎながら眠っておられました。

　頸椎拡大術後の50歳代の患者　術後に予期せぬ両上肢麻痺が生じ、麻痺改善を目的に再手術施行するも麻痺改善はなく落胆し医療不信を訴えられました。患者対応に不安を抱き訪室した時に、「2回目の手術は嫌でたまらなかった。手術室に行く時に病室に帰って来られるのを待っていますからと笑顔で声をかけてくれて嬉しかったよ。あの時のあの言葉に救われた。忘れられない。礼を言いたかった」と聞かせていただき患者と共に涙を流しました。

　脊髄損傷の20歳代の患者　入院時は交通事故による突然の受傷のため、人生に絶望し生きる意欲を喪失した状況でした。リハビリテーションを重ね、新たな人生の目標を見出して退院される日に、「入院直後は看護師さんの励ましは重荷だった。黙って傍に居て話をゆっくりと聴いてくれると気持ちが落ち着いた。沈黙が好きだった」と言葉を残してくれました。

　こうした患者との場面は鮮明に記憶に残っています。各プロセスを通じ、患者のニーズを充足する看護、看護の優先順位、家族看護の重要性、人生の岐路に関わる看護職の責務などに関する認識を深め看護観を確立できました。そして、辛く苦悩する体験を内省して、前進する重要性を教示してくれた多くの同僚、先輩看護師、看護管理者に感謝しています。

　常に、看護職には患者に必要な看護を探求し、諦めずに、患者中心の看護を実践する役割が希求されていると考えています。

看護管理者の職務

　一艘の船があらゆる気象状況、環境変化に応じて航海するためには、安全な方位を判断し進路を決定するための羅針盤が不可欠であり、看護部組織の羅針盤は「看護部理念」です。看護部理念は看護職全員がそれを基に看護を実践し、患者がより適切な質の高い看護サービスを受ける体制を構築する基本原理であり、看護部組織に看護部理念を浸透させていくのは看護管理者が紡ぐべき重要な職務です。

　医療技術の高度化、複雑化、患者ニーズの多様化、さらに世界的に流行した新型コロナウィルス感染症等、医療環境は大きく変化しています。その医療変革期を支え看護の対象が自分の意志でよりよく生きる力を引き出していく支援は看護職の職務であり、役割遂行には、個々の看護師が目指すべき方向性を「看護部理念」に言語化し明確にすることは必須で

す。理念とは、①伝えたいことを、伝わるレベルで言葉にしたもの、②人が自立的に動き、成果が上がる仕組み、③現場で動くすべてにとっての判断軸、④組織を良い方向に変えるための基本原理[2]と定義されています。看護管理者は、看護部理念を浸透させ、一人一人の看護師が「しなければならない」と上司や環境等の外的要因から強制されるのではなく、「したい」と考える内的要因により行動を創生していく役割を担っています。加えて、重要なのは看護部理念の立案に向けたスタッフ全員参加の体制整備です。そのためには時間も手間も要しますが、そのプロセスこそがスタッフの内面的動機づけに繋がり、スタッフの看護観を具体化し、「人を変える力」に繋がる成果が期待できます。看護部理念を「絵に描いた餅」にしないためには、先ず、スタッフが食べたい餅をイメージして、その餅を食べる方法を考えていく丁寧なプロセスが不可欠です。

　さらに看護部理念の浸透には、看護管理者自らの「自分の中に理念を浸透させよう。自分自身が変わろう！」という意識と行動力が必要です。看護管理者が、「スタッフを変えよう」と相手に変化を強要すると「やらせよう」という意識が態度に表れます。その結果、「やらされる」と感じるスタッフはそういう意識を敏感に感じ取り、組織達成に向けた変化が起こらない場合もあります。看護管理者の変化を見てスタッフは感化され、「私も変わろう」と思うきっかけになり成果に直結する活動が期待できます。看護部理念の原点は、「組織の変化は、先ず自分が変わること」という看護管理者の思考であると確信しています。

後進に期待する想い

　少子高齢化と人口減少が進展する現状において、国民のヘルスケアを担う看護職には多くの課題が山積しています。これからの看護管理者に期待されているのは、多様化する医療ニーズに対応できるコンピテンシーを活かしたマネジメントスキルを拓いていくことです。

地域包括ケアシステムの推進

病院基盤型医療からプライマリケア基盤となる保健医療制度に転換し、患者を包括的に支援しセルフケア能力の獲得に向けた看護職の役割は拡大しており、各医療機関の連続性、連携を強化した統合的ケアの提供が重要です。「病院は決して暮らしの場ではない」と認識し、退院支援体制、病院看護師と訪問看護師との同行訪問、過疎化が進む中山間地域のIT（情報技術）を駆使した医療サービスの提供等の多面的視野をもち、地域包括ケアシステムを有効に運用できるマネジメントの創出が必要です。

多様な人材を活かす看護マネジメント

医療・看護の担い手にも多様化が進んでいます。新型コロナウィルス感染症感染拡大による退職者増加の影響による人材不足、少子化の中で看護労働力の供給源は新卒者のみには頼れない現状等、人材派遣業者に依存せざるを得ない医療機関も少なくありません。また、高齢者医療・福祉現場への外国人労働者導入も加速されることが推測されています。

人材の多様性を認め、ワークライフバランスを重視した人材育成に関する看護マネジメントは喫緊の課題であり、客観的データを活かした従来の看護体制を変革していく対策は、看護部組織の活性化、看護の質向上に繋がる成果を期待できます。

心理的安全性の確保

看護部理念を達成し成果を生む組織は心理的安全性が高い職場です。心理的安全性とは、「職場で、意見を提示したり、質問したり、助けを求めたりしても、『自分自身のイメージやキャリア・地位にはダメージが及ばない』という個人の感情やチームの信念」[3) 4)] です。心理的安全性に基づくマネジメントにより、医療現場でスタッフの多種多様な意見を引き出すことが可能となり、困難な状況下でもポジティブな発言が交わされる効果が実証されています。人間関係、臨床における倫理的ジレンマ等に起因するスタッフのメンタルヘルスケアは必須であり、スタッフを敬い承認し感謝を伝え、価値観や想いを表出できる心理的安全性が確保

された職場風土を醸成する環境整備が重要です。

　近年、人工知能(AI)は医療における優秀なパートナーとして共存しています。この人工知能ができないのは、創造的な仕事、卓越したコミュニケーション能力が必要な仕事であり、夢をみる力をもつことです。
　次世代の看護職には、医療分野にも急速に進化していく科学技術等と調和を図りながら、患者の心に寄り添い、患者の心を開き、看護を夢みる力を充分に発揮できる活躍を期待しています。

引用文献

1 ）長谷川浩　藤枝知子：トラベルビー　人間対人間の看護，1991，医学書院，東京.
2 ）生岡直人：こうやって、言葉が組織を変えていく，2023，5，ダイヤモンド社，東京.
3 ）Kahn, WA: Psychological conditions of personal engagement and disengagement at Work. *Academy of Management Journal*, 33, 692-724, 1990.
4 ）Edmondson. A: Psychological safety and learning behavior in work teams, *Administrative Science Quarterly*, 44（2），350-383, 1999.

竹﨑　和子（たけさき　かずこ）
1978年国立大阪病院附属看護学校卒業
2011年日本看護協会認定看護管理者認定資格取得
2017年新見公立大学大学院看護学研究科看護学専攻修士課程修了
1978年山陰労災病院入職
2008年山陰労災病院看護副部長
2010年愛媛労災病院看護副部長
2013年吉備高原医療リハビリテーションセンター看護部長
2017年吉備国際大学保健医療福祉学部看護学科教授に就任
2021年より保健医療福祉学部看護学科学科長
2024年より看護学部長

Z世代あるいはα世代の看護職へ期待する

尾道市医師会介護老人保健施設 やすらぎの家　豊田　眞子

　現在、老人保健施設で看護管理者としてセカンドキャリアをスタートしています。また、併設の看護専門学校の老年看護学総論講師を務めており若い世代に接する機会を頂いており、これから看護師を目指す人々へのエールとなれば幸いです。

多様な看護領域の転職歴と看護管理者のスタート

　私の看護職の経過を簡単に紹介します。800床規模病院眼科病棟に准看護師として勤め始めたのは17歳でした。眼科単独病棟で手術件数は15～20件、隔日に行われ術前術後のケアが忙しい毎日でした。この頃に3歳の眼腫瘍の症例に出会い、死について考えるようになったかと思い返されます。その後は進学し看護師となって再就職は同病院の婦人科・心臓血管外科病棟でした。心臓手術の全身剃毛の時代ですが、今は剃毛は絶滅技術になっています。心臓血管外科の小児部屋があり3～6歳の先天性心疾患の子どもたちの入院を受けていました。小児部屋は保母が専属でいて家族付き添いはしない方針だったので夜勤では「絵本を読んで」「一緒に寝よう」と可愛いお願いがあり退院後もお手紙を頂くほど愛着のある思い出の多い患者さん達でした。術直後はICUを経て病棟に帰ってくると胸に大きな傷跡が残る時代です。「もう40代後半から50代になっているだろう、どこかで元気に過ごしているといいな」と今でも名前を時々思い出します。

　3年勤務した頃、親の介護の為地元に戻り個人医院に勤めました。中央サプライから滅菌物を受け取る業務は自らオートクレーブで滅菌、注

射針の再生の磨きをして綿ガーゼを洗濯、板に打ち付けられた釘にひっかけガーゼ伸ばしという現実の落差に愕然とし医院の屋上で洗濯物を干しながら"看護師の仕事は何なのか自問自答する機会"でもありました。しばらく勤めましたが、隣市の中規模300床の公立病院に転職し、外科・泌尿器科病棟で1年半余り、その後も付属の看護専門学校がある400床規模の総合病院に転職しました。そこで脳外科・外科病棟・小児外科外来を経て看護学校教員として9年間勤め、病院に復帰した時に看護管理者（外来科長）としてスタートしました。

看護管理者として経験

外来科長を1年した頃に訪問看護ステーション管理者への異動があり、これも前向きに受けました。2年後に看護部副部長に昇進のお話があり、病棟科長をしたいと希望しましたが事情が許されませんでした。副部長は教育担当、業務担当、安全管理担当と何でも思うようにできた頃でやりがいはありました。その後、本部統括看護部への準備室から始まり2年後に統括看護部が始まりほっとしました。関連病院が4カ所と学校がありましたので、看護部門での連携と統一に各病院の科長会に出席する為に県内を廻り続けた日々でした。最後に総合病院の看護部長を2年間させて頂きました。初めての病院で管理能力を発揮するにはやや時間不足の感もありましたが、変化と継続が第一と思い取り組みました。

若い人に伝えたいこと その1：看護師としての経験

臨床看護でも素晴らしい患者さんとの出会いがありましたが、一番の思い出は訪問看護の経験からです。訪問看護師の身体観察、身体のアセスメント、排泄援助、皮膚清保への支援、環境調整などナイチンゲール

の看護理論どおりの責任あるケアと利用者の生活に寄り添える日常に充実感とやりがいを感じることができます。それには確実なフィジカルアセスメント、薬理作用の確認など十分な知識に裏付けされた看護が必要です。訪問看護師の活動によって看護本来の姿は基礎看護にあると再認識しました。また自分も目指す穏やかな在宅看取りも訪問看護で経験させて頂きました。

若い人に伝えたいこと その2

　現在、老年看護学総論の講師を担当し自施設の老人保健施設で実習指導に携わっています。実習で約40名の学生を毎年迎えます。何を学んでもらいたいかを考えた時に訪問看護から得た基礎看護の徹底的分析とケアです。

　その為まず身体の観察では現病歴、既往歴から予測される症状、薬物治療を受けている方への有害事象の観察項目と結び付け、毎日のバイタルサイン観察に活かせるかどうかです。状態が安定しているからこそ落ち着いて観察項目を確認できる学生にとって良い面もあります。次に基本動作から転倒・転落アセスメントから転倒予防などリスクマネジメント、排泄では自然な排便習慣再獲得と排せつ自立支援を排尿日誌から推論すること、食事と栄養では必要エネルギーと摂取エネルギーとの比較、必要なたんぱく質の意義、必要水分の計算とインアウトバランスチェックの方法、清潔と衣服で高齢者皮膚ケアの留意点、衣服の調整など正しい基礎看護の繰り返しです。看護師はどの領域でも基礎看護の情報収集と分析を実践してほしいです。

　特に排泄に関しては緩下剤の作用や調整も看護職としては必要ですが、それ以外の腹部マッサージや温罨法、歩行の機会、下肢運動、腹部筋力への刺激を促す機会提供など看護職が担うべき視点は様々に実践できることを目標にしています。

　看護管理者になっても対象を理解するにはアセスメント枠組みがしっかりしていないと看護の視点を明確に示すことが難しいように思いますので、今の看護をしっかり行うことが看護管理者への道に繋がると思います。

　老年看護学では介護保険制度も大いに関わっています。介護保険も医療保険も年々改正され地域包括ケアの目指すべき姿に向かって邁進しています。医療・介護保険制度への関心を持ち続けて現在のサービスだけではなく、先を見据えた医療・介護保険サービスの創設も含めて考えていける看護職を期待したいと思います。それはどこの看護領域であれ利用者・患者さんに一番近い職種だからこそ必要なサービスが生まれる現実があると思うからです。今の若い看護師の活躍が単なる病院だけでなく地域に広がっていることがその可能性を示していると思います。

看護管理者は看護師が素晴らしい経験ができるよう支援する

　私の多くの経験でこれからの人に役立つものは正直少ないと思います。これまでの40年間をみても時代はどんどん変化し高齢化社会は超高齢社会に変わりました。また、バイタルサイン測定はモニターまかせ、看護師も患者さんの顔色ではなくモニター画面を見ることが多くなっているのかもしれません。目で見る、手で触れる、臭いで知る基礎を大事にどこまでも看護の対象 "人としての存在" を大切に思う看護の心を繋いでいきたいと思っています。

　日本の総人口は減少し生産年齢人口はますます少なく医療・介護の人手不足はこれからも続くでしょう。生まれたときからパソコン、スマホなどIT環境に恵まれた人たちがどんな工夫で医療・介護を支えていくのか、映画で見るような空中モニターで居室のご様子が分かり画面上のタッチパネルで血液データが見える時代が来るかもしれません。在宅診

療がそんな姿に近づいていると思います。楽しみでもありワクワクしています。

　その中で看護職が資格を取っても潜在することなく、看護職として社会に貢献できる仕組みを期待すると同時に自分の資格を大事にどこの領域であろうと看護につながる人を育てていきたいと思っています。その為にはまず看護師としての素晴らしい経験ができるように支援することが看護管理者として重要かと思います。

看護管理者として大事にしていること

　次の３つを大切にしています。

1．話し

　　コミュニケーションです。どんな部署の方とも経験や年齢など属性に関係なく対等な人間関係の中でアサーティブネスにコミュニケーションを取る事ができるように心掛けます。「みんないいかげんでみん好きが一番」だと教わりました。「いいかげん」は妥協のいいかげんではなく、良い状態で職員一人ひとりを愛する尊重する気持ちを持つことです。それには好きになることが一番の近道です。その人の良い所を見つけ心から好きになるとコミュニケーションも楽しくなります。

2．仕組み

　　組織づくり、システム作りです。どういう仕組みを作れば動き出すのか考えてスタッフが動ける手助けをする。スタッフが業務内容を改善するように考えたらそれが実現できるように他部門の調整、隠れた交渉を進め、成功体験を持てるように実践してもらう。そして感謝と称賛をできるだけ多く何度もすることを心がけています。

3．しかけ

　　しかけはきっかけ作り、モチベーション作りです。その人がやり

たいと思っていることを引き出して実行できるようにサポートする。研修や教育の機会の提供です。施設内の研修はもちろんですが、施設外の研修に適切な機会を提供して外部から施設を考える機会を提供します。ですから、これからの若い方は上司、先輩が勧められる研修機会には積極的に参加してみることをおすすめします。自分の想像以上の世界にふれる機会かもしれません。もちろん学術的な看護関係の研修もですが、違う分野の研修機会も役立つことがあります。個人面談などで個人のやりたい方向を聞いておいて分野を問わず興味のあるような研修には全体に周知するのと同時に個人に案内するようにしています。

最後に送りたい言葉

"あなたのおかげで私はとうとうあなたが必要なくなりました。今まで本当にありがとうございました"

ヨシタケシンスケさんの言葉です。ヨシタケさんは影響を受けた作品のことを書かれたようですが、この言葉を読んだ時にこのあなたは私と次の世代にも通じると感じました。

引き継いでいく看護の本質は若い世代の力を信じて、私の言葉は必要なくなることが最高だとも思えます。色々な情報技術を駆使した自分たちの力を信じてこれからの新しい看護の道を開いていくよう期待しています。

引用文献

ヨシタケシンスケ（2019），思わず考えちゃう，新潮社

豊田　眞子（とよた　しんこ）

1957年生まれ

1978年　天理高等看護学院卒業（現在天理大学医療学部）

1978年　財団法人天理よろず相談所病院

1981年　杉原外科胃腸科

1983年　尾道市立市民病院

1984年　天理准看護婦養成所

1984年　広島県厚生農業協同組合連合会　尾道総合病院

1991年　広島県厚生連尾道看護専門学校

2001年　広島県厚生農業協同組合連合会　尾道総合病院　副部長

2010年　広島県厚生農業協同組合連合会　人事部看護総合企画室　室長
　　　　認定看護管理者　取得

2012年　広島県厚生農業協同組合連合会　統括看護部　統括看護部長

2013年　広島県厚生農業協同組合連合会　廣島総合病院　看護部長

2015年　尾道市医師会介護老人保健施設　副施設長　　現在に至る

看護管理者としての体験と後進に繋ぎたい思い

労働者健康安全機構 和歌山ろうさい病院　仲澤　妙美

看護管理者としての貴重な体験

　看護師という職業を選び40年間、病院や職位、役割が変わっても、職場に恵まれ、日々やりがいを感じながら、守られた働きやすい職場環境の中で淡々と業務に携わってきました。しかし、2020年突然、新型コロナウイルスという未知のウイルスに遭遇し、直感で看護管理者という自分が試されていると感じました。世界中で発生しており、いまだかつて経験したことのない得体の知れないウイルスという漠然とした情報だけで、十分な状況把握もできないまま、私は、看護管理者としての使命で毅然と立ち上がっていました。あの頃の自分は、病院から県庁に向かって仁王立ちになり大声で指揮をしていたというイメージだったように思います。新型コロナウイルス感染症が流行してから、「100年に１度」というフレーズを何回も聞きました。世界保健機関のテドロス事務局長は、新型コロナウイルス感染症の世界的大流行について「100年に１度の衛生上の危機」との見方を示しましたが、100年に１度、繰り返し、起こるのなら、今回の私達の体験は、次世代の人達に、きっと役に立つこと間違いないと感じ、コロナ禍で頑張った３年間の歴史的ドラマを自分の行動を中心に振り返り、後世に紡ぎたいと思いました。

看護管理者としての危機管理

　新型コロナウイルス感染症流行の危機的状況下において、その都度、看護管理者としてどのように感じ、何が大切と考え、どう取り組んだか

について具体的に述べたいと思います。2020年2月、横浜ダイヤモンド・プリンセス号での集団感染、和歌山県公的病院の医師達の感染判明と続き、感染の波が押し寄せてきているという切迫感を感じました。当院は、病床数303床の中規模病院で、救急医療は2次救急、地域医療支援病院、県災害拠点病院、県がん診療連携推進病院の役割を担っています。まず、院長が組織方針を出し、新型コロナウイルス対応プロジェクトという指揮命令機能をもつ本部を立ち上げ、会議を開催しました。組織方針は、「コロナから逃げずに組織一丸となって立ち向かう」が出されました。当院の姿勢を示す組織方針が出されたことで、新型コロナウイルスという敵に対する一種の戦争のような準備が必要だと感じました。立ち向かうためには、闘うための防護備品の確保、闘うための作戦会議やチーム作り、敵から職員や患者を守るためハード面の整備が不可欠だと感じ準備しました。病院内の既存ドアを活用し動線を分けて発熱外来を設置し、外来カウンター上に、入場制限ポールにビニール袋を被せ飛沫防止カーテンを手造りし、パーテーションを必要な箇所に並べてゾーニングにより、病院内において、陽性・疑似症と陰性を選分しながら、通常の急性期医療を存続させました。防護備品も県外や他業種の人達から沢山届けられ、他施設にも譲りながらも、当院職員が防護備品の不足を感じる事なく勤務に従事させることができました。

　県庁技監より、院内感染発生の病院に隣接する感染症指定病院へ医師と看護師の派遣を依頼され、院長と相談し「地域の公的病院として行政の意向を汲み、地域医療に貢献することが当院の存在価値を高めるチャンス」と捉え、職員の安全をサポートし派遣することを決定、十分な防護具を持参させ、公用車にて送迎、呼吸器内科医師と感染管理認定看護師を派遣しました。

　組織方針を実現するためには、陽性か否かをできるだけ早く判定する必要がありました。県内初となるPCR機器が当院に導入されました。院内の中央検査部門でPCR検査を実施するには検査技師の増員が必要でし

たが、急な募集はできませんでした。そこで検査技師が実施している採血業務を看護師にタスクシフトすることで、検査技師の人員を瞬時に捻出させ、翌日からPCR機器の稼働が開始できました。

　海外メディアにも取り上げられた和歌山モデルと呼ばれる、早期発見、早期隔離入院を実現するために、地域医療を支える全病院が県からの要請時にタイムリーな対応が求められました。県庁技監から新型コロナウイルス感染症患者の情報を提供する当院の担当者を決めて欲しいと依頼され、即座に非常時なので私がすべきと担いました。夜間、休日を問わず、県庁技監から私の携帯に連絡が入り、コロナホットラインで24時間365日、夜中0時過ぎる依頼にも対応しました。瞬時に看護副部長、感染管理認定看護師が、通称COVIDチーム（計6名）を編成し、私に入った患者情報をグループラインで共有しながら一斉に役割を発動することで、新型コロナウイルス感染症患者は問題なく収容できました。周囲に支えられ役割を果たせたことは大変心強かったです。

　入院受入は6病棟に分散しました。本来、看護体制を考えるとき、1つの病棟に、感染患者を集めて収容し、看護師を固定して交替勤務させるほうが感染リスクは低いと考えます。しかし、私は医療従事者同士での差別意識や偏見を生じさせない配慮を優先し、妊娠中と持病がある看護師を異動させ、残りの看護師全員で日替わりの新型コロナウイルス感染症患者の担当を決めケアにあたることを師長会で提案しました。全師長の同意があり、組織一丸となって立ち向かう意識を強く感じたのを覚えています。看護職員は増員せず、感染症患者の複数名受入日には他部署からリリーフで院内派遣し柔軟にサポートし合いました。日常から業務の効率化をめざし、何らかの理由で業務量が少ない日には、時間単位で応援に行くという協力体制が構築できており、平常の習慣どおりに調整もスムーズでした。

　コロナ患者の主治医振り分けも、私が工夫し調整しました。医師の外来診察や外勤時を避け、休日は休めるよう、日当直医師に入院オーダー

を依頼、病室も動線を考慮し、医師ごとのゾーンをつくり、コロナ受け持ち数を均等に振り分け、複数診療科の医師21名で分担し、コロナ入院患者数が増えた時にでも、受け持ち医師数の上限を決めて調整し、医師の負担軽減を考慮しながら分担しました。

　県内には小児の新型コロナウイルス患者の受け入れ医療機関が少ないため、当院に次々と送り込まれてきました。特に乳児や幼児が陽性で親が陰性の場合、親もレスパイト入院となり、特別室に一家全員を入院させ運用しました。各病室に陽性者を定数以上に収容したため、電子カルテのベッド画面では家族全員の名前が表示できないという問題が発生しました。そこで、私がコロナ病床MAPをエクセルで毎日作成しました。このMAPはコロナ病床の稼働状況が一目瞭然でわかり、全館に散乱する小児科医からは、この情報が無かったら院内ラウンドできないと言われるくらい大好評でした。

　当院には感染管理認定看護師が3名おりましたので、各自の強みを存分に発揮し、効率よく組織横断的活動ができるよう、私が業務を合理的に分担しました。感染管理認定看護師は使命感をもち積極的に業務に携わってくれました。自分達のことを感染管理三銃士と呼び、次々押し寄せてくる感染の波に対して、常に前向きに取り組んでくれ、非常に頼もしい存在でした。

看護管理者として地域も見据えて

　病院内だけでなく地域貢献の必要性を感じ、次々に取り組みました。
　まず、保健所が、行動履歴の追跡による濃厚接触者の抽出で業務が膨大になりパンクしかけていると情報が入り、和歌山市PCR検査センター業務を受諾しました。検査は鼻咽頭ぬぐいでの採取の為、院長、副院長、看護部長、看護副部長が交替で担当しました。PCR採取検査はテレビで取り上げられ、地域医療機関や患者からの反響が大きかったです。

　次に、グループホームや介護施設、特別養護老人ホームでクラスター
が発生したという報道を受け、訪問研修として感染管理認定看護師を派
遣し、施設内の環境および感染対策についてアドバイスや方法をレク
チャーしました。テレビ放映の反響が大きく、県内自治体の教育委員会
や養護教員協議会からも派遣依頼が続き、看護部全体で業務をカバーし
ながら対応し派遣を継続しました。

　文科省が修学旅行の教育的意義や児童の心情を考慮し、感染対策を
講じた修学旅行の実施を推奨していたこともあり、病院として何かで
きる事と考えDVDをCOVIDチームで制作しました。NHK放送で、この
DVDは、新型コロナウイルス患者の治療を行っている病院の感染対策
が専門の医師や看護師が制作しましたと紹介され全国の学校から問い合
わせが続き、手分けして対応しました。

後進に繋ぎたい思い

　コロナ禍での3年余り、模索しながらも、その時々の危機的状況下に
おいて立ち止まる余裕なく全力で突っ走ってきた感があります。手探り
で始まったコロナ対応も様々な危機を経験し、失敗も糧にしながら力強
く乗り越えてきました。今、総括的に振り返り、組織力の強さに助けら
れながら陣頭指揮を執って来れたと感謝しています。そして職員に柔軟
な組織風土が根付いていたことも組織の強みであると気づきました。日
常から、組織一丸となって取り組む習慣や組織文化の醸成が、非常時に
は何倍ものパワーを発揮することを知り、備えるものは組織力につきる
と、今回の経験で実感させられました。さらなる未知の感染症・疫学的
災害は、必ずやってきます。全てに対応できるように準備することは不
可能です。そして、危機的状況がやってきた際に、看護管理者は先読み
しながら目前の問題に挑み打破し、乗り越えながら体制を構築し、突き
進んでいくことが期待されます。そのような状況におかれた時、強い組

織力が、看護管理者を支え何よりも強い味方になります。そして、その強い組織力は、災害時に促成できるものでなく、平常時の組織の在り方、特に職員同士の助け合いや繋がりという組織文化を創る努力が、非常時において職員を団結させ大きな力を発揮させることに違いないと確信しています。

仲澤　妙美（なかざわ　たえみ）
独立行政法人労働者健康安全機構大阪労災病院にて2005年に看護師長、2008年に看護副部長を経て　2008年に認定看護管理者となり、2011年に独立行政法人労働者健康安全機構大阪労災看護専門学校副校長を兼務し2015年 独立行政法人労働者健康安全機構本部で医療事業部看護課長を経て、2017年 独立行政法人労働者健康安全機構和歌山労災病院で看護部長、2022年から副院長として病院経営に従事。2019年 診療情報管理士を取得。

看護師として歩んできた思いを伝えたい

社会医療法人社団陽生会 寺岡記念病院　中村　三鈴

看護師としての姿勢

　「師長さん、お母さんが呼ばれていますよ」母親が入院している病棟の看護師からの電話でした。「まただ、人は仕事中と分かっていても呼んでくる」と内心腹立たしく思いながら、それでも病棟の看護師に迷惑をかけてもいけないし「大した用事でもないだろう」と思いながら足取りも重く母親が入院している病棟を訪ねました。母親は車いすに乗ってロビーで一人外を眺めていたと思います。「何か要るの？どうしたの？」と声をかけると「○○（私の名前）お母さん死にたいよ」今でも忘れられない衝撃的な言葉でした。えっ？何を言っているの？と驚いて「どうしたの？しんどいの？」何とか言葉をかけました。すると母親は「こんな所に一人で置かれて、話す人もいないのに自分じゃ部屋にも帰られない。こんな情けない思いをするのなら死んでもいいから（家に）連れて帰って」と。おそらく病棟の看護師はいつもベッドにいる母親を気分転換でもさせるつもりで、車いすに乗せてくれたのだと思います。実際、その当時はベッドにいる患者様を車いすに移乗することを「離床」という言葉で私を含め当然のように行っていましたから。離床自体は患者様にとってメリットも当然あります。しかし、実施する以上は当然個別性があり、そのことを看護師も理解して実践する必要があります。

　看護師になって数十年、これまで「患者様、ご家族の思いに寄り添いたい」と思い行ってきた全てを否定されたような気持ちでした。また、自分自身の看護師としての人生も否定されたような衝撃的なことで、まさか自分の母親にこんな孤独を感じさせたのかと今でも思い出すと涙が

出ます。「離床」＝「良いケア」当然のことのように思っていましたが、母親が言うように、離床の次に何をするのか、またそのことを患者様が納得できる説明ができていたか、きっと私たちの自己満足だったのかも知れません。

　このことをきっかけに、「看護とは何か」「看護師として何をするべきだろうか」とずっと自問自答を繰り返してきたように思います。私は、臨床の場で出会う患者様、ご家族にとって最善は何かを考えて、自分ができることをしてきたつもりです。自分が置かれている立場は経験と共に違いますが、それは新人の頃も今でも同じ思いです。ただ、そこに「患者様、ご家族の意思を尊重した……」が重要であることを、今更考えさせられました。

看護管理者としての視点

　病棟で看護師主任を経て看護師長になりましたが、「管理」ということの理解は中々できませんでした。当時の看護部長から「机に座って病棟をみなさい、管理しなさい」と言われていましたが、朝申し送りが終わると清潔ケア（清拭）に行きたい、気になる患者様の所には一番に行きたいと思っていましたので、本当に管理のできない、管理を知らない看護師長と思われていたと思います(実際、何度も注意されました)。同時に医療安全担当にも携わっていましたから、やはり現場を知る、現場を見ることを常にモットーにしていました。外科病棟でインシデントが発生し、原因・対応策も中途半端なまま、また次のアクシデントの発生に「どうして？こんなアクシデントが起こるのか」今なら発生の原因・プロセスの振り返り等を行うことが分かりますが、その時は「アクシデントが発生した＝患者様に迷惑をかけた」ことに落ち込む日々でした。その時に、外科医師から言われたのが「師長さん、師長さんは色々な経験があって、知識・技術を持っているけど病棟の看護師の何人がその知識・

技術を持ち合わせているか。全体の底上げをしないと（せめて、外科が
わかる？看護師を半分以上作らないと）」と。この言葉をきっかけに「管
理」ということをやっと考え始めました。看護における小管理を唱えた
ナイチンゲールが残した「あなたがいない時も、あなたがいる時と同じ
ように看護が成されること、看護は継続できなければ意味をなさない」
の言葉を思い出しました。それまでは「私がしないと……」「私が知らな
いと……」と常に前に出ている（先頭に立っている）自分でした。今、思
うと前しか見えていなかったのでしょう。少し後ろを見ること、スタッ
フはどうだろうか？すぐ後についてきているだろうかと振り返るゆとり
もなかったように思います(元来単純な性格でしたから)。その言葉から
後は、物事を決める時も、インシデント等発生時もまずはスタッフに投
げかけて考えることを繰り返しました。とりわけ、看護主任にリーダー
シップを取ってもらうように主任に一番に相談するようにしました。私
とは性格も違って真面目な、論理的な主任でしたから本当に頼りになり
ましたし、この頃から「人材育成」から「人財育成」に私自身の考え方
も変化してきました。人を育てる際には、人を財産と信じ、財産を大事
に膨らませることと今でも思っています。とかく、人を見る時に欠点は
すぐに目につきます、スタッフも教えてくれます。しかし、管理者であ
る以上同じ視点では人を大事にはできません。「この人の良い所は何か」
「この人の得意な事は何だろうか」を考えながら接する。対象にとっての
最善はチーム医療を多職種連携しながら提供することです。決して、個
人だけの力ではありません。まず人がいなければチームは成り立ちませ
んし、良い医療の提供はできません。その人の持っている力を発揮でき
るように支援することが管理者として「財産である人を育てる」ことに
つながると信じています。

　幸いにして、私はひとに恵まれていたなとしみじみ思うことがありま
す。看護師としての人生の2/3以上を病棟で過ごし、看護師長になっ
たばかりの頃は「看護をする」ということに燃えていましたから、多少無

理な計画を提案してもスタッフは応えてくれました。30歳代半ばの膵頭部癌術後の患者様は術後離開した創部に何本ものドレーンを挿入されていましたが、亡くなる数週間前いつものように朝一番に訪室するとテレビを見られていて「もう桜の頃なんだな、ここに寝ていたら見ることもないけどね」と半分笑いながら悲しそうでした。なぜかそのことが気になり「車いすで桜を見に行こう、行けるよね」と主治医に相談、受け持ち看護師に相談して数日後看護師4人で患者様と病院の前の一番見頃の満開の桜を見ました。ちょうど主治医も様子を見に来て下さり、患者様も満面の笑顔でした。それが最期の外出になりましたがあの時の患者様の笑顔は今でも忘れられません。このような、多少？スタッフにしたら時間的余裕のない繁雑な業務の中時間をとって私の提案を受け入れケアに力を貸してくれました。この当時は患者様のケアについてよくスタッフと話をしました。そんな、スタッフに囲まれて病棟で看護師長として過ごせたことは幸せだったと思います。

後進に繋ぎたい思い

　看護部長に就き入職者の面接、看護学生の臨地実習の場面、新採用者の面談をする際に「患者様に寄り添える看護師になりたい」という言葉をよく聞きます。その言葉を聞くたびに病棟で看護師長をしていた頃の新人看護師のことを思い出します。

　16時近くになっても部屋回りから帰って来ないことを心配し受け持っていた病室を覗くと、2床室の患者様のベッドサイドで立ったまま涙を流していました。「何か失敗したかな？失礼なことをして注意されたかな」とあわてて声をかけると「大丈夫です」と言って看護師は部屋から出ました。患者様は失語の方で、ただ手を横に振って「いい、いい」と言われるように思え私も部屋を出ました。その後看護師に声をかけると「（80歳前後の方だったと思いますが）あの年で急に脳梗塞で失語になっ

て、自分が言いたいことも言えずに辛そうだったから」と、そして「私
は経験もないから何もできないし、声をかけるのもできなかった」と自
分の経験のなさ、知識不足が不甲斐ないと話しました。私がその看護師
に何と言って声をかけたか忘れましたが、通り一遍の言葉をかけただけ
だったような気がします。ただ、何て看護師としての感性の高い新人看
護師だなと感心しました。その患者様はその後回復期リハビリテーショ
ン病棟へ転棟されリハビリを継続し退院が決まったと聞きましたので、
リハビリ室を訪ねました。その時に随分失語も改善された患者様が言わ
れたのが「ものも言えなくなって、頭ではわかっているのに言葉が出な
くて本当に辛かった。でも看護師さんやリハビリの人は「ゆっくりと話
して」「これ（文字盤）を使って」「口の運動」と色々な対応をしてくれ
た。それは有難かったし看護師さんはさすがだなと感心もした。でも、
入院してすぐは、何を教えてもらっても素直に頭に入らなかった。情け
なくて……。その時に部屋に来た若い看護師さんだったけど、あの看護
師さんはよくわかってくれて自分より先に泣いてくれた。あんな若い看
護師に泣くほど心配してもらって、あれからリハビリも頑張らんといけ
ないと思うようになった」と。看護師は眼の前の患者様を見たら「何か
しなければ」「何ができるか」と直感で考えます（経験知でしょうか）し
かし、この患者様にとって必要なのは「共感してくれる」ことだったの
です。このことが「患者に寄り添う」ことだと教えてくれたのは新人看
護師でした。もちろん、看護師には患者様の言葉をそのまま伝え、「これ
からのあなたの看護の支えにして欲しい」と添えました。泣いたことを
褒めたのではありません、その時の患者様に必要なケアを彼女は実践し
たのです。

　私たちは日々様々な患者様・ご家族に出会います。今までは援助して
いると思っていましたが、反対に支えられてきたことに気づいたのは最
近です。看護師を目指す看護学生も、新人の看護師もこれからの出会い
を大切にして看護師として人生の本が書けるように紡いでほしいと願っ

ています。

中村　三鈴（なかむら　みすず）
昭和60年３月　尾道市医師会看護専門学校卒業
昭和60年５月　看護婦免許取得（第538344号）
　　　　　　　金本病院勤務
昭和63年４月　社会医療法人　社団陽正会　寺岡記念病院勤務
平成８年　　　外科病棟　看護師長
平成18年　　　副看護部長（病棟管理も兼任）
令和３年　　　看護部長へ

看護を楽しみ、人生を楽しむことが看護の原動力

(株) ハイメディック シニアライフ運営企画部　成田　康子

　私は、現在、第3の仕事についています。結婚退職が当たり前の1980年代、看護師の仕事が3K（きつい・汚い・厳しい）と言われていた時代、周囲から「いつ、退職するの？」と言われ続けてきた私が、こんなに長く看護職を続けているとは、自分でも不思議です。そのような中で、40年以上も看護職を続けてこられた理由を振り返ります。

1．同期の仲間と先輩・看護師長に支えられた子育て時代

　最初の配属先は、実習中に「あんな看護師になりたい」と思える素敵な看護師で、患者さんから絶大な信頼を得ているリーダーがいる病棟でした。看護師長は、いつもニコニコされていて若いスタッフがやりたい看護を実践するのを温かく見守っているという病棟でした。新卒から3人の子どもの妊娠・出産・育児を経験しつつ、この病棟で看護師として育てて頂きました。同期の仲間は、3年目になると研究チームとしてリーダーナースの指導を受けながら、研究に取り組んでいました。3人の子育てをしている私もメンバーに入っていましたが、時間外の話し合いは、保育所に子どもを迎えに行くため全く参加できませんでした。話し合いに参加できない後ろめたさと同期の成長をまぶしく感じていました。そんな時、病院で初めて従量式の人工呼吸器（サーボベンチレーター）が病棟に入るため、看護手順を作る必要性がありました。研究に参加できない私は、手順なら子育てのすきま時間に1人でできると思い、「私が作ります」と手挙げをし、自分なりに色々と人工呼吸器のことを調べて、手順を完成させました。今、思えば、この手順作りを3年目

の私に任せてくれた、憧れの先輩リーダーと看護師長の心の広さに感謝しています。この経験が、私の管理の基本、スタッフのモチベーションを上げるために「信頼して任せる、困った時は、いつでも相談に乗る」につながっています。

　もう1つ、私の管理につながる看護師長からかけられた言葉が2つあります。1つは、私が3人目の産休中に「○○さん（憧れの先輩）が、あなたが戻ってくるのを待っているわよ」という言葉、もう1つは、「あなた、育児中だから遠くの研修や学会に行けないでしょ、奈良なら通えるから」と、5日間の研修に出してもらえたことです。憧れの先輩が、育児で十分仕事ができていない自分、みんなに迷惑をかけている自分の復帰を待ってくれている、それを看護師長が伝えてくれたことは、直接本人から聞くよりも大きなインパクトがありました。この経験から、スタッフをほめる時は、「他の人の誉め言葉に、自分の思いも込めてほめる」ことを心がけました。もう1つの言葉は、私のことを育児も含めてよく見てくれていて、学ぶチャンスを与えてくれたということです。看護師長は、様々な会話を通してスタッフの私生活も含めた仕事ぶりを把握し、ちょっと背伸びすれば成長できるチャンスを与えることがスタッフの育成につながるということを学びました。スタッフ時代の看護師長の何気ない一言が、自分の管理者としての管理観の基礎を築いたと改めて感じています。

2. 看護師長になって

　ベッドサイドで患者さんから、「ありがとう」と言われることに喜びを感じ、チームリーダーとして、チームで看護に楽しく取り組んでいた時の看護師長辞令でした。「ベッドサイドから私を離さないで」と言った時に、その時の先輩看護師長から「あなたがしたい看護を病棟全体でやれるのが看護師長よ、あなたらしい看護をしなさい」と説得され、役割を

引き受ける覚悟ができました。スタッフは家族、「みんなと看護をした証を残そう」を合言葉に、取り組んだ看護実践を毎年まとめ、院内・院外でスタッフが発表できるように取り組みました。発表の冊子にその年のスタッフの名前と自分の名前が刻まれ残りました。この時の経験を通して、看護実践を丁寧に振り返りまとめることがより良い看護につながる、振り返りまとめる過程がスタッフの看護観を育み、どのような職場でも看護ができる看護師の育成につながることを学びました。

3．看護部長になって

　看護のトップマネージャーとして、3か所の県立病院で取り組んできたことは、看護部のビジョンを明確に打ち出すことでした。ビジョンは、絵にかいた餅では意味がありません。そこで、赴任して最初に行うのは、病棟をラウンドして、「その病院の看護の空気」を吸い込み感じることです。病院を変わると、できていない所は、すぐに目につきますが、良い所は意識して観察しないと見えません。働いている看護師や患者の表情から、職員・患者が「幸せ」を感じているか、看護師と多職種の関係性やその中での看護職の役割、看護師長の看護観やスタッフとの関係性等々、目で見て肌で感じ、何を大事に看護をしているのか話を聴きます。そして、自身が目指す看護とどのように合体させて、看護部の理念・ビジョンとするかに集中します。子どもの専門病院に赴任した時は、飛び交っている略語は異国に来たようでした。子どもの命を救う「最後の砦」というプライドと子どもを愛おしむ思いを強く感じました。そこで「看る・護る・伝える・つなぐ、笑児（ショウニ）看護」というビジョンにしました。子どもを看る看護の専門性に満ちた目、子どもを養護する手と心、そして、親の付き添いなしの中で、親がいない間の子どもの様子を親に伝え、子どもと親をつなぎ、子どもの笑顔を引き出す看護ということを伝えました。自分たちが大事にし、表現したかった看

護だと、職員に受け入れられ、ビジョンの実現に向けて子どもと親の笑顔を引き出すための看護実践をどう工夫するかという方向に向かっていきました。がんの専門病院では、個々の患者の思いを大事に「寄り添う看護」が提供されていました。そこで、「看護はベッドサイドから、感じることを大事にする４つのＫ「感じる・考える・気づく・行動する」、そして学ぶための力を「学力」ではなく「楽力」とし、看護を楽しむことを大事にしました。患者のつらい思いに寄り添い、がんと共生する患者と人生を楽しむ看護を目指しました。これは、がんの最新治療と緩和ケアを推進する力になりました。伊丹・加護野[1] は、組織で受け入れられる経営理念は、「自分がしていることに意味を与えてくれるもの、複雑な現実を整理して見せてくれる枠のようなもの」と述べています。現場の看護をスタッフの看護の思いを言語化したビジョンは、スタッフをエンパワーし看護の楽しさの実感につながると思います。

　次に、現場の看護の質を向上させるために、ビジョンに基づいた目標管理を行います。前年度末に次年度の看護部の目標を、国や県の政策や動向、看護協会の施策などを踏まえて説明します。そうすることで、目標の背景が理解でき、やらされ意識から主体的な目標管理につながります。そして、部署目標について看護師長・看護師長補佐、看護部長・担当看護部次長が頭を突き合わせて、わいわいがやがやと初期目標の話し合いをし、素敵な取り組みには、「この目標すてき！！ぜひ、取り組みをまとめて発表してね。わくわくする〜」と、声を掛けます。やらされではなく、自分達で主体的に楽しんで取り組める声掛けと仕掛けをいかに日常に組み込むかが大事だと思います。そのためには、看護部は支援を惜しまないサーバント・リーダーシップに徹しました。

　主体的に取り組める組織作りには、看護師長の育成が重要です。そのためには、看護師長を「伝書鳩とヒラメ」にしないことです。伝書鳩とは、看護師長会の決定事項を、自分が理解して自分の言葉で伝えられず、「看護部長がいっていたから」という看護師長。ヒラメは、上司の

顔色ばかり見て動く看護師長です。伝書鳩にしないために、看護師長会で、看護師長の表情を観察し、理解できていないなと感じた師長には、「わかりにくかった？」「どうやってスタッフに説明する？」と声をかけ、看護師長が自信を持ってスタッフに説明できるように補強します。ヒラメにしないために、「上司は、いつも元気で笑顔でいる」ことを心がけていました。

　以上のように、40数年の時間と空間を越えて看護人生を振り返り、常に仲間と共により良い看護を目指して前向きに取り組み、看護を楽しむことを大事にしてきたことが見えました。それが、看護師を継続する原動力になっていると思います。「3年目、リーダーをさせられるからやめる」「次、補佐をさせられるからやめる」「異動させられる」「研究をさせられる」。きりがないくらいさせられることが多いと思いますが、少し見方を変えて、「させられる⇒やってみよう、挑戦してみよう」と見方を変えるだけで、あなたの周囲には、支援の手がたくさん差し伸べられていると思います。山を登ってこそ、素晴らしい景色に出会えます。山を登って看護のすばらしさを実感して頂きたいと思います。

　最後に、現在、92歳になられた川嶋みどり先生が、私が育児中でモチベーションが落ちていた時の講演で、「看護は、日常生活の援助です。看護の視点で育児をすれば、さまざまな学びがあります」というようなことをお話されました。私は、その言葉にはっとさせられました。自分の日常生活の中にも看護はあると実感した瞬間でした。患者の人生に寄り添う看護職として、自分自身の生活も豊かに今後も看護に携わっていきたいと思います。

引用文献
1）伊丹敬之・加護野忠男（2011）：ゼミナール経営学入門，日本経済新聞出版社，p348-349

成田　康子（なりた　やすこ）

1979年看護専門学校卒業後、兵庫県立病院に就職し、4か所の総合病院と2か所の専門病院で勤務し、看護師長、看護部次長、看護部長、看護部長兼副院長を経験し定年退職。その間に、兵庫県立看護大学（現兵庫県立大学）の修士課程で看護管理を専攻し修了。2003年認定看護管理者の認定を受ける。その後、2018年6月〜2023年6月まで兵庫県看護協会長を務め、2023年8月より、現職。東京から福岡までの地域で23か所の有料老人ホームを運営する企業で、看護師教育・採用を担当している。

看護師としての責務を果たすための習慣

いでした訪問看護ステーション　沼田　郁子

　私は臨床看護師、看護管理者、看護教育、そして、現在は訪問看護師の教育立場であり、看護生活の終盤を歩んでいます。看護経験50数年を経て看護師の役割を果たすための姿勢が多少は俯瞰的に観えるようになりましたのでお伝えします。

1．新人時代、新しい職場に配置となった時の看護師としての姿勢

　看護師として初めての臨床、新人時代は業務の流れに慣れるのが精一杯です。指導者から業務手順や看護技術、患者さんへの対応などの指導を受けますが、指導者によって指導される内容や方法が違い、戸惑うことが多くあるようです。指導マニュアルはありますが、指導者により相違はよくあります。指導を受ける立場として私も経験しましたし、副看護師長、看護師長時代に受けた新人看護師からの悩み・苦情相談の一つにもこれはありました。管理者時代には、ここでつまずき、挫折につながりそうな事例も多々ありました。今、新人として看護師時代を過ごしている方にお伝えできることは2つあります。

　一つは、先輩の指導の具体的な手技や方法の違い、対象者に対する対応や姿勢の違いに心が折れた時の乗り越え方です。もちろんマニュアルはありますが、指導者が、経験から方法や対応の仕方を習得し、確信して指導、説明していますので当然な成り行きでもあります。そこで、違和感・矛盾を感じ、人間関係も相まって乗り越えられず挫折を感じた時の乗り越え方のポイントは、指導者がどのような根拠をもって、その行

為を行っているかを考えることです。単なる方法や手順を覚えようとするだけではなく、指導された事象の根底にある根拠やメリットやデメリットを考えながら、まずは指導を受けいれることです。指導を受ける新人に、矛盾を確認するコミュニケーション力があればよいのですが、難しい場合もあります。矛盾・違和感を持ちながらも、指導者の考えを学ぶ姿勢が重要です。「何をどのように教えてもらう」という方法論ではなく「指導者間で違うのはなぜか、そこから何を学ぶか」が重要です。この積み重ねで看護師として技能を磨き、成長できると信じています。多少、飛躍しますが芸道の守破離につながります。

　他の一つはSOAP（S主観的情報、O客観的情報、Aアセスメント、Pプラン）思考で日々の看護実践を行うことです。SOAPはPOS（Problem Oriented System）問題解決型システムとして問題にそって看護を展開するために活用しています。しかし、問題解決だけでなく、患者さんの課題や目標としても活用できると考えてきました。ベッドサイドで、今、接している対象者の問題は何なのか、課題は何なのか、目標は何かを、意識して関わると、対象者に添える看護につながります。

　私は中堅時代、次の勤務者に患者さんの状態を申し送る場合、看護師長からよく注意を受けることにより習得できました。例えば「○さんは、今朝37.5度の発熱がありました」と報告すると「だから？」、と追及されました。私自身は患者さんの現象を確認して対象者に寄り添っていると驕っていました。質問されることで患者さんに寄り添っていないと気付きました。それは微熱が何を示しているのか、医学的な知識と現在の患者さんの病態、患者さんの主観的・客観的情報をベッドサイドでアセスメントし、ケアに繋げていく必要があったのです。看護で解決できるか、医師に報告して治療を要すべきか、心身の苦痛を軽減すべきプランを考えながら日々のケアにあたりましょう。

2．看護管理者としての視点－スタッフのモチベーション への働きかけ－

　各部署を預かる管理者（ミドルマネージメント）としても組織のトップ（トップマネージメント）の管理者としても、その組織の診断を行い、人材や組織の特性を知ることが重要と考えています。その結果、明らかとなる組織のタイプにより、効果的なリーダーシップのあり方とされているものがあります。

　私が病棟の管理者に就任した時はその病棟の組織分析として、毎朝・夕に病室をラウンドして看護師の看護の提供レベル、患者さんの反応を観ました。新人を除いて、十分なやる気と団結力があり、業務は素早く、巧みな技術でこなせていました。ここでも問題・課題の抽出もSOAPでの分析は役立ちました。看護師長として必要だと判断したのは「根拠に基づく技術の提供とそれを誇りとするスタッフの育成」だと考えました。そこで看護診断の勉強会と看護研究に取り組みました。副看護師長を中心にグループ分けをして、強要ではなく楽しみながら実施できるように心がけました。時には終業時に飲食をしながら検討し、成果は研究会や学会、または雑誌に投稿して達成感を味わいました。患者さんにフィードバックし結果を出すことにより看護師へのフィードバックとなり看護のやりがいの育成につながりました。

　ミドルマネージメントは経営面への負荷もありますが、どのような組織分析の結果であれ、スタッフが楽しみながらやりがいを感じられる動機づけが重要です。

3．トップ管理者の視点－バランス・スコアカード（Balanced Scorecard）で

　私は、看護職員250名あまりの新しい職場で副看護部長、そして看護

部長として就任し、強い統率型あるいはカリスマ性が求められていました。しかし、全く違う組織では、最初から旗は振らないで、まず組織で受け入れられるためには看護師長たちの人となりを知り、溶け込むことから始めました。人となりがある程度理解されたら、全組織をあげてBSC（バランス・スコアカード）、目標管理が取り組まれていたので、これを生かしました。病院機能評価や電子カルテ導入の時期の課題もあり、ビジョン・戦略に財務（経営）の視点、業務プロセスの視点、顧客（病院利用者・職員）の視点、学習と成長の視点を病院の目標から看護部、各部署、各個人までに進めていけました。SWOT分析から戦略、目標の設定、表現の合意に至るまでは看護師長と何度も会議を重ねる過程にも意義がありました。看護師長、スタッフの面接にも生かせ、組織としてまとまりが生れることを実感できます。目標管理は時間をとり、効率的でないという批判もありますが、組織の全体的マネージメントのためにはバランスのとれた有効な手段となります。

4．看護教育者の視点－折れない看護師への育成－

　臨床から看護大学での教育に関わる機会を得ました。臨床・管理者の頃から、新人看護師が挫折しては退職していくことに心を痛めていました。また、臨床でアセスメントができるためには学ぶ姿勢を習得しておく必要があり、その点で看護教育の重要性を感じていました。そのため、講義ではアセスメントの重要性を失敗談も交えて事例で示す工夫をしました。また、担当学生であるチュートリアルや臨地実習で担当した学生には、折れない心のために、先に述べた新人看護師の折れない心についても取り上げ、グループワークや面接を行いました。臨床で生き生きと伸びていけるためには、ナイチンゲールの３重の関心が根底と考えて、人として対象者への知的関心（知識基盤）、心のこもった人間的関心（人間性）実践、技術的関心（看護の技）を深められる人に育ってほ

しいと願い関わりました。卒業数年後の近況連絡や相談からも、このことが重要であったと実感しています。

5. 訪問看護師の教育に携わる視点から－看護師の力量で左右－

現在、訪問看護ステーションと関わる機会を得て強く感じ望むことがあります。高齢者や認知症の増加や入院期間の短縮から健康問題を抱える人は地域社会で増加傾向にあります。

地域で生活する人は看護師の力量により健康維持、健やかな人生が左右されるのを実感しています。訪問看護師のアセスメント能力や実践能力により、利用者様の生活の質が左右されます。健康問題の解決・維持、あるいは健康課題の達成のためには、看護師のアセスメント能力（病気の知識、観察の知識）と技術に加えて担当した方に信頼される人間性が重要です。加えて、家族、担当医をはじめとする家族・ケアマネージャー・介護士他の多職種と連携をとるコミュニケーション能力、交渉力、チームワーク力なども必須です。入院中にも退院後を想定して看護実践を行っていますが、地域での訪問看護では一人ひとりの看護師に臨床能力、管理能力、利用者様への教育力などの力量がその人の生き方に影響します。

沼田　郁子（ぬまた　いくこ）
学歴　広島大学大学院医歯薬保健学研究科　保健学専攻博士課程前期修了
職歴　広島大学病院　看護師　看護師長
　　　中電病院　　　総看護師長　看護部長
　　　広島都市学園大学　健康科学部看護学科　教授（成人看護学）
　　　医療法人いでした訪問看護ステーション　係長（教育担当）

未来の看護に繋げるために

社会医療法人祥和会 脳神経センター大田記念病院　長谷川理香

　執筆に際し、テーマである３つの言葉を広辞苑で検索したところ、「繋ぐ」は、①糸や繭などを一か所にものを結びとめて離れないようにする、②切れたり、離れたりしているものを続け合わせる、「紡ぐ」は、①糸にするために綿や繭から繊維を引きだし、よりをかける、②いろいろな素材を組み合わせる、「拓く」は、①閉じているものが、開け放たれる、②蕾がほころぶ、でした。

　「繋ぐ」「紡ぐ」「拓く」の言葉をもとに、私自身の約30年の看護師経験を回想しながら次世代の皆様に繋いでいきたい思いを綴ってみたいと思います。

1. 看護学生から看護師へ　20歳代を振り返り

　私は、現在も勤務している脳神経センター大田記念病院に看護学生として就職し、今で言う看護補助者の立場で業務にあたっていました。親元を離れて寮生活が始まり、同級生と共に切磋琢磨し、臨床実習では勤務先での業務経験を生かすことができなんとか過ごしました。

　勤務先では、先輩看護師方は仕事ができるにも関わらず、口癖のように「辞めたい」と言われることが、私には理解できませんでした。当時は現在のような症候別救急搬送ではなく、２次救急病院として脳卒中はもちろん交通多発外傷などの急患が搬送され、夜間の緊急手術も多く、負担が大きかったのかもしれません。

　卒業後は、即戦力として救急や急患対応を求められ、看護学生とペアで救急初療にあたる緊張感の中、長い20ゲージ留置針を１回で挿入でき

るかが重要なポイントで、静脈確保の上手な先輩看護師の手技をよく観察していました。看護師１年目で手術室研修があり、夜間の緊急開頭血腫除去術や脳動脈瘤クリッピング術の直接介助を行い、脳外科の先生方は不慣れな介助にずいぶん辛抱されていたと思います。

　集中治療室の夜間リーダーを任された時は、還暦に近いベテランＴ看護師から事細かにリーダー業務や患者対応等をご指導いただきました。仕事は楽しかったのですが、年々業務の負担が増え多忙を極めていたため、28歳の時、結婚を機に退職希望を申し出ました。Ｙ看護部長から「看護師として職業は継続すべき」と言われ、退職希望は受理されることなく現在に至り、今では退職の相談があると、Ｙ部長と同じことを話しています。

２．仕事と育児を両立しながら現場経験を積む　30歳代を振り返り

　29歳と33歳で出産し、保育所へは朝一番の７時に送り届け、夜はいつも一番遅くに迎えに行くという、てんてこ舞いの子育てでしたが、幸いにも実家が近く協力がありやってこられました。その間、入院棟の新築移転や電子カルテシステムの導入があり、34歳の時に集中治療室の師長を拝命しました。毎朝、脳神経外科医の回診へ同行してカンファレンス内容を聞き、不明な点は医師に尋ね指導を受けたことで、脳神経疾患に関する知識が深まり大きな収穫となりました。特に脳神経領域は初療が予後を左右するため、重症化予防を回避する看護師の視点が重要でした。

　2005年に静注性血栓溶解療法（以下、rt-PA）が国内で認可され、その後当院にも導入となりました。脳卒中診療は激変し、NIHSSスケール測定、来院から治療開始の時間短縮に向け、医師や看護師・コメディカルが取り組むかが鍵でした。このrt-PA静注療法により劇的に症状が改善

する患者を目の当たりにすると、脳卒中治療に対するやりがいへと繋がることができました。その後、この取り組みを脳神経看護専門雑誌へ投稿する機会を得ました。

36歳、管理者経験不足ながら副看護部長を拝命しました。同時に、母校の脳神経疾患看護の講師依頼を受け、講義に備えて教科書等で準備する中、改めて気づく学びがありました。脳神経領域が苦手と思う学生も多いため、実例を取り入れCTやMRI、手術画像等を紹介し興味が持てるようにしました。海外研修で参加したSan Francisco Stroke Conference（サンフランシスコ脳卒中会議）や韓国・ミョンジン病院の視察での写真は、学生に好評でした。5年間講師を務めた後、後輩へ引き継ぎ、自身が作成した講義資料がブラッシュアップされ、さらに発展した授業となっていくものと期待しています。

毎日、仕事と子育てに追われ、看護管理者としても未熟だと自覚していた39歳の時、Y看護部長より大学院へ進学を勧められました。今の生活からどうすれば勉強に充てる時間が捻出できるのか不安でしたが、今しかないと挑戦することにしました。

進学後、看護管理者の知識経験不足を痛感しましたが、担当教授には私の現状をご配慮いただき、熱心なご指導のおかげで修士課程を修了できました。近隣の基幹病院の看護管理者が学ぶ大学院に通ったことは、後に地域の看護師ネットワークの構築へと繋がりました。当時看護部長だった17歳年上の同級生Nさんは、即断即決で割り切りが良く管理者として多くを学び、良き相談相手となりました。教授から文献検索や研究論文の読み解き、引用や展開、巧みな文章表現を深め、学会参加等、常に知的好奇心や探求心を損なわない大切さを学びました。卒業式はNさんと一緒に袴を着て出席、まるで教員にしか見えない2人でした。卒業後、担当教授から認定看護管理者の受験を勧められ、同級生のNさんと共にパスすることができました。

30歳代は子育てに追われながらも隙間時間を捻出させ管理の基礎知識

を学んだ時期であったと思います。

3．変革期の中で看護管理を学ぶ　40歳代を振り返り

　外部から看護部長を迎え、看護業務標準化へ取り組んだ変革期でした。看護部長は、「個別性は良いが、既存ルールは万人に通用するのか？」「患者の最適は、本当に職員の最適なのか？」「提案は１つではなく代替案も準備」等、今までの真っ直ぐ過ぎる思考傾向を異なる視点でご指導下さいました。この変革期には職場を去る仲間もいましたが、地域の方々が安心して通える病院を繋いでいくという決意を固めた時期でもありました。

　また、教育・責任者研修、医療安全管理者研修、他施設見学、外部講師の導入等、数多く看護管理について学んだ時期でした。教育担当では新人教育体制整備、ジョブローテーション導入、メンタルヘルスへの取り組み、その時の心理カウンセラーから教わった柔軟な対応が今でも役立つことがあります。

　病棟師長では、急性期の入り口が中心であった経験から一変し、予定入院、回復過程や看取り等の看護ケアする中で、新たな気づきが多くありました。

　ベッドコントロール担当師長では、繰り返す病床再編の中で患者・人員配置、DPC期間、平均在院日数、在宅復帰率、病床稼働率、病床単価等、経営指標を学ぶ機会となりました。

　手術室師長では、20歳代の手術経験が僅かながら役に立ちました。手術室業務の標準化を目指し、手術物品キット化や滅菌コンテナ導入、コスト入力表や準備チェックリスト導入、手術室台帳整備・高額医療機器購入等コストや業務システムの理解へと繋がりました。手術看護を知るため手術看護学会へ参加時、偶然にも看護学校のY先生と再開し、コロナ禍での感染症対策の情報を得ることができました。

　多忙な40歳代に、自身も２度の手術を経験し、つい頑張り過ぎてしまうので、体調管理も管理業務の一つと身をもって知りました。40歳代は様々な部署の配属は、初めて行う業務への不安もありましたが、前向きに捉え、なんとかなる！！と考え、基盤作りと思い、楽しみながら取り組みました。

４．看護管理者として次世代の育成へ繋げていくために 50歳代となった今

　医療現場において、新型コロナ感染症は大きな衝撃でしたが、クラスターによる人員不足、制限の中で考えられる最適な医療の提供を目ざして、様々な苦難を乗り越える『チーム力』が醸成されたと思います。課題解決は、看護だけでなく医療スタッフを巻き込んだチーム医療が不可欠です。そんな中、2021年11月地域連携室へ配属され、2022年１月に『医療支援センター』設置に向けて尽力しました。超高齢者社会に対応するため在宅医療を視野に入れた医療提供体制の構築、院内外の支援体制の強化が目的でした。医師を含め多職種のメンバー構成で、患者相談窓口、総合案内、入退院センター、病床管理の４チームが活動を開始しました。効果的な病床管理、相談窓口の充実、組織横断的な活動へと繋がり、順調に機能し、現在、副センター長業務は次世代へ繋いでいます。

　2022年４月看護部長となり、理事長からは法人全体の看護部管理、次世代育成の役割を与えられました。今まで看護実践の中で培った知識・技術を次世代へと繋げていく立場となり、残された時間では任務を果たせるか不安になることもあります。

　自身の来し方を回想して見えてきたことは、その時々の看護経験は「点」でしたが、その「点」は、多くの方々との出会いが繋がり得た経験が、それらを撚って「糸」となり、その「糸」が紡がれ、現在の看護管理者の立場を支える糧へと繋がっています。

　修士論文の学会発表の会場でN先生との偶然の再会は、2023年、全国看護管理・教育・地域ケアシステム学会基調講演の講師へと繋がり、手術看護学会でY先生との再会は、手術看護への取り組みへと繋がり、これらは、双方が持つ看護への想いが繋がったのだと思います。

　看護への探求心や創造力を膨らませ、前向きな姿勢で取り組むことは、おのずと良い方向へ導かれます。これまでの諸先輩方のご指導から得た経験知を次世代へと繋ぐことで、次世代の看護師の未来が拓かれる、そんなバトンを繋ぐことが使命と感じています。

　私の基本的な考え方として、

① 　物事は前向きに捉えて楽しむ
② 　突然にやってくるチャンスを見逃すことなく掴む
③ 　求められたことに自信がなくても、応えようと努力するプロセスを大切に
④ 　よく食べ、よく動き、よく眠る　健康第一

　時を経て皆さまが半生を回想する時には、「看護師になり良かった」と思える時がきっと来ますように。この手記が、あなたの看護人生のひとつの「点」となり、その後の看護人生が紡がれますことを祈念して。

長谷川理香（はせがわ　りか）
1995年3月　福山市医師会看護専門学校　専門課程卒
2013年3月　福山平成大学大学院看護学研究科看護管理・教育学専攻修士課程修了
2013年6月　認定看護管理者

2007年4月　脳神経センター大田記念病院　師長
2009年4月　同　副看護部長
2022年4月　同　看護部長　　現在に至る

私が歩んだ看護人生

福山平成大学 看護学部看護学科　平井三重子

　私は、看護職として41年間臨床を経験した後、現在大学で教育に携わっています。

看護師としての姿勢

　なぜ看護師になったのかと問われると、「看護師の優しさと笑顔に癒された」からです。それは、病院を受診した時に出会った一瞬の出来事でした。看護師の人が寄り添ってくれるだけでどうしてこんなに癒されるのだろう。その思いは、私の進路をも変更させ看護師の道へと導いていきました。希望に満ち溢れて看護学校に入学したものの、なんと人生で初めての一大事、ひどいホームシックにかかりました。辞めようと両親に相談したところ「辞めてもいいけれど、考えてみれば長い人生の3年間。看護師免許を取ってから辞めても遅くないのでは？」と言われ、ふと立ち止まりました。ここで留まらなければ、今の私はなかったと思います。看護学校時代の経験は、「継続することの大切さ」を知り、その後の壁を乗り越える基盤となりました。

　やがて、看護師として第1歩をスタートしました。失敗ばかりの毎日で覚えないといけないことやわからないことが多く押し潰されそうになりました。その時の指導者から、ただわからないことを質問するのではなく、何がわからないのか、頭を使い、まず自分で考えること、わからないことを明確にして聞くようにとよく言われたものでした。「頭を使い、まず自分で考えること」この言葉をノートに綴り、読み返しては学習し、知識技術を習得していきました。この学ぶ姿勢は、今でも継続し

ています。わからないことがわかってくると仕事が楽しくなっていったことが思い出されます。

　その後、中堅看護師になると看護のやりがいをより感じる頃になります。しかし、それと同時に患者ケアだけでなく、リーダー・サブリーダー業務、委員会活動、後輩指導、看護研究などいろいろな役割がついてきます。いくら組織の中核的な存在であると言われても、もっと看護ケアに時間を注ぎたいのにという多くの葛藤が起こってきました。この葛藤がいつまで続くのだろうと思いながら毎日を過ごしていました。そのような中、頑張ってみようと思えたのは、看護師長（当時看護婦長）の存在でした。要所要所で「現場に足を運び、声をかけ、話しを聴いてくれ、困ったことを掬い上げ、問題を解決」してくれました。これらのことは、頑張りを見てくれている・困った時は助けてくれるのだと感じ、中堅としての役割を遂行できていったように思います。この看護師長の姿勢は、継続してお手本にさせてもらっています。しかし、そのような上司だけでない時は、反面教師として学ばせて頂きました。

看護管理者としての視点

　看護師長補佐という役割も担っていた頃は、ICU開設や訪問看護室開設のリーダーを任され、わけもわからない状況下でスタートしました。開設から軌道に乗るまで、本当にいろいろな事がありました。プロジェクトメンバー達とどのように作り上げていくのか、意見交換しながら開設できた時はとても嬉しかったです。反面、最初はもっと看護ケアに力を注ぎたいのに、これでいいのだろうかと自問自答し、なかなか気持ちがついていかないまま行動していたように思います。しかし、この貴重な経験を通して、役割を遂行することの意味・大切さを学ばせて頂いたと思います。そして、看護管理者の道を進むにあたって、少しずつ、その役割認識が腑に落ちてきたのもこの頃でした。

　看護師長の任命を受けてから、職務内容を頭では理解をしていたつもりでしたが、看護管理の正しい知識がなく、全く看護管理が成立しませんでした。日本看護協会では認定看護管理者に必要な教育課程として、ファーストレベル、セカンドレベル、サードレベルの３課程の教育がされ始めていました。その頃、転勤して来られた看護部長が教育に力を注いでいる方で、経年的にこの３課程の研修を勧めて頂き、学ぶチャンスを与えてくれました。

　このサードレベルの研修では、看護部長や看護副部長の方々が多く、講義やグループワークでは、看護師長の私には分からない熱気あふれる言葉が飛び交い、まるで異国に来た感覚でした。落ち込んでいる私に仲間の方々は、「分からないことを学ぶために研修に来ているのだから心配いらない」と声をかけてくれました。落ち込むけれど立ち上がりも早いので「そうだ。学べばいいのだ。これも挑戦だ」と前向きに捉え研修に向かうことができました。少しずつ知識が増えていき、必要とされる看護管理の基礎を学ぶことができました。サードレベルの仲間の人達とは今も繋がっており、困った時には支援をもらうことができ有難い存在です。また、この看護部長の元で、論理的な思考で考えることの大切さを日々教えて頂き、看護師長の役割を遂行していきました。この頃から、どんな状況に置かれようと「ポジティブシンキング」「人生は挑戦」で対峙していくと不思議と何か開けてくるものがあり、この言葉を軸に持つようになりました。

　その後、認定看護管理者の資格を取得したのですが、自分にはこの資格に値するに足りない部分が多くある、まだまだ学ぶべきことがあると思い、自ら大学に進学しました。仕事と大学の両立は思った以上に大変でしたが、それ以上に学ぶべきものがありました。

　私の勤務している病院は、厚生労働省所轄の法人で全国レベルの転勤があります。看護副部長の任命を受けて、初めての転勤が始まりました。病院の規模は約２倍の高度急性期、組織風土は全く分からない、そ

して看護副部長という新たな役職に「私に務まるのだろうか?」と思いました。しかし、この頃になると、「まずは、挑戦してみよう」という気持ちで臨んでいきました。1年目は、看護副部長業務を行いながら病棟管理も行う兼任の看護副部長でした。業務内容を覚えるまでの大変さは、通常の事と思っています。しかし、それ以外で乗り越えてこられた主な要因は、専任の看護副部長の存在が大きかったです。看護の質向上に関してはもちろん、率先して病院経営に関与し、その概念化能力の実際を目の前で学ばせて頂きました。何より人を思いやり、人がついてくるマネジメント力がありました。翌年には、看護部長として栄転され、私が専任の看護副部長となりました。

この間、専門看護師、認定看護師をリソースナースとし、より効果的に機能するためにリソースナースセンターの開設を任されました。看護部長は、何かあったら私が責任をとるから大丈夫と笑顔で言って、困った時は支援をしてくれました。この「信頼をおいて任せる、何かあったら責任は私がとる、だからやってみて」と言って笑顔を添える、このスタイルは、安心感と人を動かす力があり、この手法は継続して使わせて頂いています。

この頃、イギリス看護管理研修に参加させて頂く機会がありました。ナイチンゲールが近代看護を築いた発祥の場で、看護学の発展において非常に重要な位置づけにあるGuys & Thomas'で実施されました。そこでは、医療保健制度、医療提供システムは違いますが、変化する医療政策の中で、イギリスの看護管理者が主体的に病院経営に参画し医療の質向上に貢献している姿を通して、そのマネジメントのあり方を知ることができたのは大きな学びでした。

看護部長の任命を受けた時は、受けたからには責任をもって職務を遂行しようという覚悟を持ちました。特に意思決定をしないといけない場面が多くあります。振り返ってみると認定看護管理者教育課程や大学で学んだいくつかの「理論、改革の手法」を常に自分の主軸として持って

遂行したこと、困った時は相談して助けてもらうことが出来たこと、こ
れらが強みになったと思います。特に転勤先で看護副部長の方々に支え
てもらえた事は大きかったです。また、大切にしたことは、"語る"こと
"聴く"こと、明確なビジョンをスタッフまでに分かりやすく伝え、一人
ひとりの声に耳を傾けることを心掛けていました。これには、看護部長
と看護副部長と看護師長達との連携がカギとなります。全てにおいて、
上手くいく時と上手くいかない時があり、反省しながらPDCAサイクル
を回していました。この時、まだまだ自分には何か足りないと思い、仕
事をしながら修士課程に進学しました。このマネジメント学では、安全
で質の高い看護実践を保証し、進化させていく必要性、修士論文の結果
を基に、マネジメントの実践に活かすことを学びました。

　副院長兼看護部長の任命を受けた時は、看護部長時代から運営・経営
に寄与するという職務がありましたので、地域包括ケアを視野にいれさ
らに推進していきました。

後進に繋ぎたい思い

　振り返れば、すべての経験は、すべて財産となっています。多くの人
達に出会い、支えられ、看護師の道を歩むことができたことに感謝して
います。

　現在、わが国では、少子超高齢化、人々の価値観の変化等により、健
康上のニーズは増大し、多様化・複雑化しています。そのような中、看
護職の役割発揮する場は多岐に渡っています。その看護の道を選ばれた
初心を大切に楽しみながら、看護を繋いで・紡いで・拓いていって頂け
れば嬉しく思います。

平井三重子（ひらい　みえこ）

1980年	岡山労災看護専門学校卒業
1980年	愛媛労災病院就職
2005年	認定看護管理者
2006年	関西労災病院看護副部長
2009年	早稲田大学人間科学部 e スクール卒業
2019年	新潟労災病院看護部長
2011年	大阪労災病院看護部長
2015年	東京労災病院看護部長
2017年	関西労災病院看護部長
2018年	東京医療保健大学医療保健学研究科修士課程修了
2019年	関西労災病院副院長兼看護部長
2021年	関西労災病院定年退職
2021年	日本看護協会神戸研修センター専任教員
2022年	学校法人福山大学福山平成大学看護学部看護学科教授　現在に至る

変わらないもの、変わっていくもの
〜人に寄り添い、暮らしを支え、共に生きる〜

医療法人好緑会事業本部　丸亀　朱実

看護の原点

　ナイチンゲール生誕200年を祝う行事が2020年に行われました。看護師を目指し入学すると、誰もが看護について学ぶ最初に出逢う人で、看護覚え書、ナイチンゲール誓詞は、出逢ってからずっと心に持ち続けている、看護のバイブルです。

　急性期病院であっても、高齢者施設であっても、災害時の避難所においても、病む人、傷ついた人、つらさを抱えた人がいる場所においては、看護覚え書にある、「新鮮な空気、陽光、暖かさ、清潔さ、静かさなどを適切に整え、これらを活かして用いること、また食事内容を適切に選択し適切に与えること―こういったことのすべてを、患者の生命力の消耗を最小にするように整えること」が大切なことは言うまでもありません。これらは170年経った今でも変わらない、看護の原点だと私は思っています。そしてこれは、ナイチンゲールがクリミア戦争の戦場に赴き、負傷した兵士の看護や劣悪な療養環境の改善に、自らの身を投じて経験したことだから、現場で得た認識だからこそ今に通じている、「変わらないもの」だと考えます。

看護を取り巻く状況

　社会的な出来事、例えば戦争や自然災害、新しい病原菌・ウイルスによるパンデミック、IT化・SNSの進歩と普及は、社会・経済的な変化をもたらし、否が応でも人々の生活環境や価値観に影響を及ぼします。コ

ロナウイルスのパンデミックによる生活の変化は、感染症分類が変わった後でも普通のこととして残っていることがあります。身近なところではオンラインでの研修会や会議の開催、テレワークなどです。また、東北、熊本、北陸の大震災では、命や財産を失われた人、避難生活を余儀なくされて家族が離れ離れで生活されている人、普通の、あたり前の暮らしを一瞬にして奪われ、復興にかかる時間は莫大で、それでも元の生活に戻れない人々もおられます。これら社会的な出来事は、少子化、人口減少・人口構造の変化、働き方、家族関係、人生観、それぞれの人の価値観に大きな変化をもたらす「変わっていくもの」です。看護は、その時代の価値観の中で暮らしを営んでいる人々が対象者であり、自分の生きてきた時代の背景から生まれた価値観と現在の社会通念との相違に、折り合いをつけながら生きていく人を支えていくことが必要だと私は考えています。

大切にしてきたこと

　急性期、地域基幹病院に就職した私の看護師のスタートは、救命と治療が優先される医療の現場でした。自分の知識と技術の未熟さに打ちひしがれて、学生時代よりも本を読んで知識を増やし、先輩の仕事を見ながら、技術を獲得・磨くことに一生懸命だったことを覚えています。看護は確かな知識と技術に基づいた観察とケアの提供が大切と感じ、命に寄り添えることに達成感を感じていました。

　その後、自分自身が結婚・出産・子育て・親の病気や死などのライフイベントを経験することにより、今この人はどういう気持ちでいるのだろう、この状況をどう受け止めているのだろう、これまでどのように暮らしていたのだろう、どのように暮らしていきたいと願っているのだろう、これからどのように暮らすことができるのだろう等々、年齢や看護の経験を重ねる中で、対象者の心と暮らしに更に注視するようになりま

した。対象者の意向を確認しながら、必要なこと、できることは何なのか、法律や行政サービス、地域の医療・福祉資源を勉強しました。就職時の上司が大切にしておられた言葉、「命と心に寄り添う看護」に「暮らし」を加え、「命と心と暮らしに寄り添う看護」を大切にしながら看護を実践してきました。

これからの看護を担う人たちへ

　現在の社会に閉塞感を感じながら生きている人は少なくないと感じています。私は今、総合病院での勤務を終え、高齢者施設を併せ持つ法人で働いています。利用者のある方は、「家では子供や孫の会話には入らないようにしているの。要らないことを言って嫌われたり面倒がられたりしたくないから」と、デイサービスに来られて、職員やほかの利用者さんと楽しそうに話をして帰られます。また、ある利用者は、家ではベッドの上で一日のほとんどを過ごしておられるのですが、レクのカラオケの時にはモニターの一番前の席に座り、時にはテーブルにつかまり立ちをしながら十八番を歌っておられます。誰もが家族や自分の周りの人との距離を測りながら暮らしていると感じます。

　人は、愛され、認められ、役に立ち、必要とされることで幸せを感じることができるのではないでしょうか。そのためには、その人に居場所があるということが必要です。「人生100年時代の到来」「多死社会」といわれ、病を抱えながら生きる人々を支え癒すこと、看取ることが医療に求められるようになりました。対象者に「大丈夫」と言える居場所を作る、安心できる環境を提供する、看護のマネジメントの重要性を感じています。

　私は、対象者の傍らに共にいるからこそ、共に生きているからこそ感じられることを大切にしていきたいと思っています。ナイチンゲールの、「看護を行う私たちは、人間とは何か、人はいかに生きるかをいつも

問いただし、研鑽を積んでいく必要がある」「どんな仕事をするにせよ、実際に学ぶ事ができるのは、現場においてのみである。」という言葉のように、現場だからこそできる看護を、様々な現場で働く皆様がいきいきと実践されることを願っています。

丸亀　朱実（まるがめ　あけみ）
市立三次中央病院　看護部長
認定看護管理者
医療法人好縁会事業本部　看護部長
日本医療機能評価機構　看護サーベイヤー

未来を支える看護管理者に届けたい想い

公益社団法人 兵庫県看護協会　丸山美津子

1．看護師としての経験

　今から42年前に看護学校卒業と同時に大学病院の手術室で看護師生活をスタートしました。看護学校の手術室実習で、心臓外科手術（氷水浴槽での超低体温法）を見学する機会がありました。ガラス張りの2階から全体を見渡せる部屋からの見学で、張り詰めた緊張感や無駄のない動き、チームとしての一体感など、静寂さと相まって、担当していた看護師の姿が、憧れの看護師像として刻まれました。就職と同時に手術室配属を希望し、憧れていた看護師のようになりたいとひそかな夢を抱いていました。

　3年が経ち、心臓外科手術の直接・間接介助も経験し、指導者として後輩と共に手術に臨んでいたころです。毎日繰り返し目にしてきたことですが、その日に限って、手術室入室時の病棟看護師と患者さんとの会話や病棟看護師に全幅の信頼を寄せている患者さんの表情が電撃的に全身を駆け抜けました。「このままでいいのか」「病棟看護師と同じ看護師といえるのか」と自問自答し、異動を決意しました。これまでの手術室経験を活かしながら、あらたな経験ができる場所として希望したのが救命救急センターでした。ここでの経験が看護の面白さ、やりがいや自信となり、看護師としての自覚、自律へとつながったと思います。救命救急センターで、身寄りのない（家族との縁を切った）方の最期を看取ったときに、「この人なりの人生を歩んできた最後の最期を看取るのが、今日担当の私しかいない、私でいいのか」という思いと同時にこれもまたこの人の運命であり、私は看護師として看取るにふさわしい人になる、

ならなければと決意した出会いとなりました。

2．看護管理者としての思い

　社会の縮図とも言われる救命救急センターでの看護経験は濃密で、深く、広く、毎日が新鮮な日々であり、学びと実践が融合した場所でした。救命救急センターで、出会った多くの患者・家族の方々から、一人ひとりの人生、生活、思いなどを聞き、常に看護師として何ができるのかを考えながらの日々を送りました。救えなかった多くの命に、無力感を感じながらも、救急車のサイレンが気持ちの切り替えスイッチとなって走り続けたと思います。救命救急センターで管理者としての役割を拝命し、その後は集中治療室（ICU）、手術室、救命救急センターとクリティカルケア分野で、看護師長としての管理経験を重ねました。

1）人材育成について

　大学病院では毎年100名を超える新人看護師が採用されます。クリティカルケア部門は、多い時には10名以上の新人看護師が配属される部署です。当たり前のことですが、一人ひとり成長のスピードが違います。「できる新人看護師」と評価を受けた看護師は、伸び悩むことが多いです。怒られながら頑張った看護師は、これまでバラバラだった知識や技術が、ある日突然、神経シナプスのごとく結びつき、大きな変化を遂げます。その瞬間を見るのが楽しみで育成に携わったと思います。「うさぎとカメ」のように結果はわからないという楽しみと期待感で、常にワクワクしながら関わってきたように思います。何より自分が看護実践に自信のある分野での看護管理だったことが幸いしたのだと思っています。「やらせてみる、任せてみる」ことができるのは、リスク回避できる自信と何か起きても対応できるという自信があったからだと思います。

2）看護の質向上について

　ICU、手術室では、「看護がない、看護がしたい」と口にするスタッフ

もいましたし、周りからミニドクターと揶揄されることもありました。
「患者がいる限り看護がないところはない」と救急看護、ICU看護、手術
看護とは何かを言語化し伝える努力を続けました。救命救急センターに
搬送された人の大半が、突然日常生活から切り離され、生活が一変する
あるいはその後の人生が一変します。患者家族がそのことを受け止める
までに時間が必要であり、理解しようと努力することや寄り添うことを
大事にするように指導しました。また、病院到着時心肺停止で救えない
命の方が多かった時代、「家族の印象に残るような看護をしないこと」を
言い続けました。混乱と悲しみの真っただ中の家族と看護師との関係は
数時間で途切れてしまい、その後フォローができる機会はありません。
家族の死を受け入れ、落ち着いた頃に、目にしたこと耳にしたことが、
必ずご家族の頭をよぎるはずです。その時に、「そういえばあの時の看
護師さんは、なんであんなこと言ったのか、あんなことをしたのか」と
疑問がわくようなことになっては、新たな苦痛をもたらしかねません。
病院に駆け付けたときや最期のときを思い出しても、看護師がいたこと
以外何も覚えていないと言われるような看護を提供することを求めまし
た。家族看護と言われ始めた頃かと思います。救急搬送された患者家族
に物理的に寄り添うことが家族看護だと、家族を優先する傾向に陥った
こともありました。「傾聴」「共感」と言いながら、ともすれば、人の心を
土足で踏みにじるような言動を、あたかも看護だと認識しているスタッ
フもいました。若いスタッフ、伸び盛りのスタッフの集まりでは、ある
意味仕方ないことだったかもしれません。そこで打ち出したのが、上述
の「印象に残らない看護」です。何より優先すべきは患者の救命であり、
全力を尽くすことが家族看護につながるのだと教えてきました。救命が
かなわなかった時に、礼節をもって家族と向き合うことを指導の根幹に
していました。今はチームで分担して救命と家族看護が同時進行でケア
ができるようになり、みんなのジレンマや願いをかなえるための環境が
整備されてきたのだと思います。

　手術室や術後ICUでは、「目が覚めなかったらどうしよう」「手術がうまくいかなかったらどうしよう」の不安を抱えたままの方が大半です。笑顔で大丈夫、頑張りますと言いながらも、枕もとには遺書を書き留めている方もおられます。病棟に戻ったときに、初めて生還したことを実感すると言われていました。患者の思いは、繊細で深すぎます。その気持ちをわかろうとすること、慮ることのできる看護師を求めました。

　クリティカルケア分野では、医学会との合同開催の学術集会が活発でした。調査研究や事例研究など、発表の機会を逃さずチャレンジさせました。学術集会での発表経験は、ほんの少し大人の看護師へと導いてくれるようです。後輩は、堂々とした先輩の姿に憧れ、次は自分もチャレンジしたいと目を輝かせます。職場を離れた異空間のもたらす効果でしょう。

　一人ひとりが成熟すれば、いずれの現場も静かな環境で仕事が完遂できます。ばたばたと走り回り、大声を出せば忙しさは伝わりますが、業務がはかどるわけではありません。静かな救命救急センター、ICU、手術室を目指しました。外部の見学者から、「想像と違って静かですね」との評価を得た時が一番の誉め言葉として受け止めていました。

3．後進につなぎたい思い

　自分が自信もって提供できるケアや得意とする分野の知識や技術を持つことが大事です。

　その習得や実践あるいは他の人に教える過程で、自分を知ることができます。「わからないことはわからない」と自然体で、ほかの人の力を借りることができるようになります。それが人としての成熟だと思います。人が人として成熟すると、おのずと人間関係がよくなり、コミュニケーションがとれ、職場環境が良くなります。

　「自分が変われば職場が変わる、職場が変われば看護が変わる」をモッ

トーに取り組み続けてほしいとと思います。

　人が相手の仕事です、患者さんや家族を理解することが看護の基礎ですが、自分自身の経験や人としての成長により違ってきます。その経験を増やす、あるいは深める手助けになるのが「読む・書く・語る」です。例えば小説には、あらゆる人の考え、気持ち、とらえ方等々が細やかに表現されています。人を対象として仕事をするうえで、読書はとても役立つと思います。いろんな人との出会いを、ぜひ小説の中で体験していただきたいと思います。救命救急センターに勤務していたころ、柳田邦男氏の「犠牲（サクリファイス）わが息子・脳死の11日」という本に出会いました。あらためて家族の思い、看護のありようを考えさせられた一冊でした。

　学ぶことに貪欲になっていただきたいです。看護は自分が商売道具です、その商売道具のメンテナンス、ブラッシュアップは当然です。人それぞれの学び方があります。日々の経験が自分自身を形作っていることを思えば、その日その日を精一杯楽しんで過ごすことが一番だと思います。専門書を読むことだけが学びではありません。映画をみたり、小説を読んだり、お稽古に没頭したり、スポーツやスポーツ観戦、なんでもありです。そこに心動かされ自分の感情が揺れ動き、浄化されることも多々あるでしょう。それが柔軟な人への成長につながると思います。

　1996年日本看護協会創立50周年記念式典で皇后陛下（現上皇后陛下）から「時としては、医療がそのすべての効力を失った後も患者と共にあり、患者の生きる日々の体験を、意味あらしめる助けをする程の、重い使命を持つ仕事が看護職」とのお言葉をいただきました。

　今、あらためてこれからの看護のありようを示していただいたと、かみしめています。

　2023年６月、兵庫県看護協会会長の任を受けました。「自然界のことは人知の及ばないこともあるが、人間界のことには必ず解決策があるという信念をもつこと」の助言に背中を押され、一歩一歩、歩幅は小さくて

も前進し続けようと努力している最中です。未来を見据えて、今、この時に、自分に何ができるかを考え皆さんと共に行動できることを嬉しく思います。

丸山美津子（まるやま　みつこ）

1981年　長崎大学医学部附属看護学校卒
2009年　日本看護協会　認定看護管理者認定
2017年　武庫川女子大学大学院看護学研究科修士課程修了
1981年　兵庫医科大学病院就職
1988年　救命救急センター看護主任
1991年　ICU看護師長となり、OPセンター、救命救急センター、ICUで管理経験。
2005年　医療安全管理部統括セイフティマネージャー
2007年　看護部教育師長
2010年　看護部次長
2017年　看護部長・副院長就任
2023年6月　公益社団法人兵庫県看護協会会長就任

一歩先行く　One Moreな看護を！

関西看護医療大学 看護学部看護学科　箕浦　洋子

はじめに

　私が「看護」に関わってきた時間は、現時点で約47年間になります。短期大学で学んだ看護は私にとって難しく感じる場面が多く、一生の仕事になるとは思っていませんでした。時代の影響もあり、不謹慎に思われるかもしれませんが、看護師として働きながら、適齢期に結婚して専業主婦になることが当面の夢でした。決して看護師という職業を軽く考えていたわけではありませんが、自分のキャリアを長期的展望で考える力は持ち合わせておらず、同級生で「看護一筋で生きる」と言える人を羨ましく思っている自分がいました。そんな私ですが、気づけば患者さんから看護の楽しさを教えて頂き、看護管理者として様々な挑戦を行い、そして今は看護を教える立場になっています。今回、お話を頂き、私自身改めて看護について考えました。私の考えが皆さまのお役にたつかどうかわかりませんが、未来を担う皆さまへのメッセージを受け取って頂ければ幸いです。

１．医療提供体制の変化と看護の変化

　医療体制は、人口動態の変化に伴い、ここ20年間で大きく変化しました。少子高齢化に伴う社会の変化に対応するために、介護保険の創設、地域医療構想の実現など、日本が構築してきた社会保障制度を維持しながら、新たな制度創出に向けて進められています。この変化の中で、医療現場で大きく変化したのは在院日数の短縮です。診療報酬では病院機

能により在院日数の上限が決まっており、期間超えとなった場合は、報酬が減算される仕組みになっています。病院の経営を考えると、診療報酬による入院料を念頭に退院を調整しているのが現実です。また、地域医療構想では、急性期、亜急性期、回復期、慢性期と、自らの病院が果たすべき機能により分化することが促進されています。それぞれの機能を全うするためには、医療が機能別に分化することで自らの病院が行う機能を役割として行い、健康回復に向けた次のステージへの調整が必要です。患者を中心とした医療という集団の中で、分業と調整が行われる必要があります。

　さて、医療が変化する中で、看護はどのように変化しているのでしょうか？在院日数が短縮したことで、患者を全人的に捉え、その患者に必要な継続的な看護が実施しづらくなっています。入院期間が入院から退院まで1つの病院（病棟）で成り立っていた時代は、急性期の医療が終了後も、対象者の状態に応じて行うべき看護が計画的に展開されていました。これは、1つの場所（病棟単位も含めて）で、最初から最後まで実施できる状況下で、看護の必要性を自覚しながら実施できていたからです。しかし今は、全体のコーディネートが十分になされていない中で、任された部分を実施し、終了するような看護展開となっており、タスク完了を目的とするパターン化した看護を提供しているように感じます。医療が変化する中で、看護が持つ独自性や患者から求められている看護が実施できていない状況にあるのではないかと危惧します。変化する医療に対応できるような新たな看護の視点が必要ではないかと思います。

　それでは、私達が捉えている「看護」とは何でしょうか？ここで改めて考えてみます。

2. 「看護」とは何かを考えてみる

　ここでは、「看護」について、「看護師の法的責任とは何か」「看護理論

から考える看護とは何か」「看護サービスとは何か」という３つの視点で
改めて考えてみます。

１）看護師の法的責任とは何か

　看護師の生業は、昭和23年に制定された「保健師助産師看護師法」に
より定められており、第５条で、「この法律において、「看護師」とは、厚
生労働大臣の免許を受けて、傷病者若しくはじょく婦に対する療養上の
世話又は診療の補助をなすことを業とする者をいう。」第31条で、「看護
師でない者は、第５条に規定する業をしてはならない。」と、この業にお
いて看護師の独占業務が示されています。また、平成18年には、第42条
の３で名称独占についても示されています。

　チーム医療が推進され、タスク・シフト/シェアも進められている中
で、改めて看護師が行う業について深く考えることが求められていま
す。従来看護師が行ってきた看護行為が、他職種により専門性を持った
介入行為として実施されています。例えば、リハビリテーションにおけ
る日常動作の訓練や嚥下訓練などは、理学療法士、作業療法士、言語聴
覚士などが担当しています。専門性が高い介入は、患者の予後に良い結
果をもたらすことは言うまでもないことですが、看護師はリハビリテー
ションへの介入は行わず、他職種にすべてを任せればよいのでしょう
か？また、看護補助者との協働が進められていますが、看護補助者への
直接ケアの依頼について、看護師が患者の状態を判断せずに、業務とし
て看護補助者に指示を出しているような場面も見られます。

　いずれの場面においても看護師は、保助看法に則って、看護師が行う
べき独占業務か否かを判断し、看護介入や他職種への指示を出していく
ことが求められます。チーム医療がますます進む中で、看護師が保助看
法でいう看護師の独占業務、つまり「看護師以外はできないこと」「看護
師が行うべきこと」の意味を理解し、様々な実践場面で看護師が何を行
うか判断することが必要です。

2）看護理論から考える看護とは何か

　次に、看護理論から看護を考えてみます。これまでに様々な理論家
が、看護を概念化しています。看護理論は、大理論、中範囲理論、実践
理論に分類され、大理論は看護全体について幅広い見方で看護の本質で
ある重要概念を明らかにしているもの、中範囲理論は、大理論の概念を
踏まえ、大理論より範囲が狭い見方の中で具体的に概念化されたもの、
小理論は、具体的な看護状況における患者の状態において、望ましい変
化や効果をもたらす看護について述べられているものです。

　また、満たされないニードを満たす機能を焦点にあてたニード理論、
患者との相互作用に焦点をあてた相互作用理論、アウトカムとしてのバ
ランスや安寧、調和に焦点をあてたアウトカム理論、人間的関わりに焦
点をあてたケアリング理論などに分類されます。理論は研究者のものに
なりがちですが、看護実践は臨床の中で展開されています。看護の役割
が混沌としている今だから、理論で明らかにされた看護の概念を、看護
過程の展開に活用すべき時であると考えます。

　そして、個々の看護実践の事例から、新たな概念化に向けて進めてい
くことが必要だと思います。これは、看護学を学問としてさらに発展さ
せることになり、看護師が何をすべきかという問いの1つの解になって
いくからです。

3）看護サービスとは何か

　次に、看護サービスの側面から考えてみます。看護はサービス提供す
る側面があり、患者が求めていることに対してサービス提供を行いま
す。サービスの基本特性として、無形性、生産と消費の同時性、結果と
過程の等価的重要性、顧客との共同生産があります。看護が行うサービ
スも基本的特性を踏襲しますが、一般的サービスとサービス提供の内容
が異なることで、解釈に違いがあります。特に異なるのは、結果と過程
の等価的重要性の特性です。「顧客はサービス活動を体験し、結果だけで

はなく過程にも価値を置いている」という考え方が基本的な解釈となります。医療においても基本的には同じ解釈となりますが、異なる点は、求める結果が患者の臨むところと一致するかという点です。ものを購入する場合や飲食店でサービスを受ける場合は、自分の好きなものが決定できますが、医療の場合は医療者と患者との目標が一致しない場合があります。「生きたい」と望んでも病状として難しい場合もあり、患者は置かれている状況を理解しながら、医療者の提示したサービス提供内容を自己選択することになります。このような状況で提供される医療では、結果の良し悪しだけでなく、医療が提供された過程が患者の満足度に大きな影響を及ぼします。これは一般サービスと大きく異なる点で、患者にとって妥協する場面が多い中、患者が何を求めているかを見極める医療者、特に看護師の対応が重要なポイントとなってきます。看護師は患者の全体状況を察知する能力とそれを表現し調整する能力を持っています。医療の質は実施された結果だけではなく、その過程にいかに医療者が関わり、患者の考えを尊重した結果を残せるかどうかです。これは患者によって異なり、微妙な調整が必要なもので、それを調整できるのは看護師以外にいないと思います。

3．未来への挑戦

　改めて看護を考えてみましたが、「看護」とは結局何でしょうか？

　患者との関わりの中で繰り広げられる相互の関係は、様々であり、深く、面白いものですが、看護者が「これでよし」と満足するものはありません。それは、「看護」は能動的でもなく、受動的でもない、中動的なものであることがひとつの要因であると思います。患者が望む医療を専門家として受け止め、その中で何ができるか、何が患者にとって最も良い方法なのかを考え実施していきます。しかし、最終評価は患者であり、看護者が評価するものではありません。この中動的な動きの中で可

能性を最大限に広げ、挑戦をし続けることが「看護」だと思います。時代が変わっていく中で、看護も変わっていくことが必要です。しかし、病気を通じて出会った患者の人生を、医療提供の中でともに考え、ともに行動する伴走は変わらない役割です。常に「看護とは何か」を考え、未来に挑戦する力を持って、一歩先に行くOne Moreな看護を実践して欲しいと願っています。

参考文献

1）加藤済仁、ほか編著：新版　看護師の注意義務と責任：Ｑ＆Ａと事故事例の解説、新日本法規、2018.
2）高田早苗：看護理論の基礎知識、経営感覚と看護の心を両立させる　組織づくりとマネジメントの鉄則、メディカ出版、2014.
3）國分功一郎：中動態の世界　意思と責任の考古学、医学書院、2017.

箕浦　洋子（みのうら　ようこ）
関西看護医療大学　看護学部看護学科　教授
国立京都大学医療技術短期大学部看護学科卒業
兵庫県立大学大学院経営研究科MBA医療マネジメントコース卒業
1981年より兵庫県に奉職。兵庫県立こども病院、兵庫県立塚口病院等に勤務し、2015年7月～2019年3月兵庫県立尼崎総合医療センター副院長兼看護部長、2019年4月より現職。認定看護管理者

一人の看護管理者の歩みから看護者の皆さんへ

公益財団法人日本医療機能評価機構 看護サーベイヤー　森石　好江

　多くの職業がある中で、様々な理由で看護者を選択してくれている後輩の皆さんを頼もしく思うと共にうれしく思っています。感謝の気持ちを込めて、私がこれまで1人の看護師として活動してきた中から後輩の皆さんへ「繋ぐ、紡ぐ、拓く」ための言葉を贈ります。

看護者として続けていくために：分岐点への対処

　人が生まれてから死にゆくまでの間には多くの分岐点が訪れます。多くの人はその分岐点でいずれかの道を選択して人生を歩んでいます。進路や職業を決める、進学先を決める、試験に合格し就職するなどです。分岐点は国家試験に合格し就職してからでも遭遇することで、もちろん私自身にも何度も訪れました。その都度どうしてきたか、またその時に私を支えてくれた人や言葉を紹介します。

　看護師としての採用面接では配属部署の希望を尋ねられましたので、第1希望は手術室、第2希望は内科病棟と回答しました。結果、配属は第2希望の内科病棟でした。その後、3年間の奨学金返還義務の期間満了を機に帰郷しようと検討しましたが、希望がマッチングせず帰郷を断念して勤務を継続しました。卒後4年目のある日、一人で心電図モニターを観察していたところ心室粗動を発見し救命処置を実施したことで、患者さんやご家族に感謝されるという経験をしました。この経験がその後も急性期で看護者として続けようという気持ちのベースになったと考えられます。

　卒後6年目には院内異動が定例となっていましたので、この時点から

半年後に院内に新設されるICUを希望しました。理由は、5年間内科病棟での経験を積んだことから看護師を続けていくなら次は外科系の経験を積むべきだろうと考えていたこと、またこの時ちょうどICUでの勤務者を募集していたことから、このタイミングなら希望がかなうだろうと考えたからでした。結果は希望どおりICUへの異動となりましたが、1年後にCCU勤務者増員のため人員確保として、上司の命令で循環器病棟へ院内異動となりました。異動など全く考えてもいなかったため青天の霹靂でしたが、当時の看護師長に一緒に異動になる後輩2人のことも頼むと言われ異動しました。異動先の看護師長は6年目で中堅看護師研修を受講した者は全員師長補佐の昇任試験を受けるという方針であったため、この時に異動していなければ看護師長補佐の昇任試験を受けることもなく、合格して翌年から看護師長補佐となることもなかったと思っています。その後、CCUで看護師長補佐として9年間勤務しますが、4年目に認定看護師の教育課程が開始されるという情報を入手したため、集中ケアの認定看護師に興味がわき教育課程の資料を取り寄せて上司に相談しました。しかし、「あんたは管理者や」と一刀両断され断念したということもありました。

　実はICUから私を送り出し、CCUで認定看護師ではなく管理者に方向づけた看護師長が生涯師と仰ぐ人の1人です。ICUでは看護師長とスタッフという関係でしたが、その後看護師長と看護師長補佐、看護副部長と看護師長、最後には看護部長と看護副部長という同一部署での上下関係で勤務しました。データ把握・整理、原因確認、早期対応、柔軟性や発想の転換が豊かだが揺るがないものをもっているなど立場が変化する中で、身近で言動を見聞きすることができ、その後の看護者として人間としてどうあるべきかを考える上で影響を受けました。

　もう1人上司として同一部署で勤務したのはたったの1年間でしたが、尊敬している人がいます。その人は助産師として経験を積み産婦人科病棟の看護師長として勤務していましたが、院内異動で突如手術室と

いう全くの未経験の部署に看護師長として異動となりました。そんな状況にも関わらず、短期間で病棟の約2倍の人数の看護者をまとめるだけでなく医師やコメディカル、外部業者に至るまで同じ方向を向かせた人でした。自分の無知を正直に発言して周囲の誰をどのタイミングで動かしていけば協力を得てうまくいくかを判断して、人を巻き込んでいく力がすごいと思う上司でした。私自身がトップマネジャーになってからも、あの人たちならどうするかと考えたことが何度もあります。

　キャリアデザインについて法政大学キャリアデザイン学部の廣川進教授は、ライフキャリア・レジリエンスの5つの要素[1]を示しています。

①　長期的展望：長期的な視座を持ち、今できることを積極的に行うことを指す。例えば、希望の部署に配属されなかった時に、次の異動でいけるようにしようと考えると、気持ちは少し楽になるだろう。

②　継続的対処：先々の見通しを立てながらコツコツ動くことを指す。例えば、憧れの転職先への就職活動が不採用に終わっても、今できることをコツコツ行っていれば、いずれ良いことが訪れるといった気持ちになりやすいかもしれない。

③　多面的生活：趣味や家庭など仕事以外の楽しみを持つことを指す。例えば、仕事以外にも夢中になれることを持っていると、仕事上の困難が起きた時も、ストレスを感じにくいかもしれない。

④　楽観的思考：未来に希望を持つことを示す。例えば、今、キャリア上での困難を抱えていても、将来はきっと良くなっていくと思うことができると、ストレスは和らぐかもしれない。

⑤　現実受容：現実的な思考で事実を受け入れ、目標を柔軟に変更することを指す。例えば、うまくいかない時はいつまでもその目標にこだわらず、キャリアの目標を柔軟に立て直すことができると、柔軟にキャリアを築けるようになるかもしれない。

　現代は学生時代から自分の目指す方向を意識づけられています。このため、就職時の配置場所も希望を確認され、できるだけ希望に沿うよう

に対処されていると思います。希望部署への配置がよい結果を生むか否かはその時点ではわかりませんが、うまくいかなければ異動という方策をとることができます。もしくは退職して他の施設へ再就職することも可能です。これらの分岐点では最終的には自分が決断することではありますが、私は自分の経験から自分が信頼している上司や先輩、同僚や家族などより多くの人に相談してアドバイスをもらい、その言葉にのってみるのも1つの選択だと思います。ただし、あくまでも最終判断後は自分が決めたということで、思っていた結果が得られなくてもアドバイスをくれた人のせいにしないことが大切です。

　2010年4月から新人看護師の卒後研修が努力義務として制度化されています。新卒後は日本国中どこに就職しても同じような卒後教育が受けられるように日本看護協会により教育システムが構築されました。看護職は活躍の場も増え、より細分化し専門性が高まっていることもあり、ステップアップをはかるためにも異動や転職をすることもあると思います。その際にはそれまで受けた研修や到達度がわかり、クリニカルラダーの認定が継続されるように、一般の履歴書だけでなく私の成長記録ノートも活用するようにしてはどうでしょうか。

看護の質の向上を願って：看護管理者の皆さんへ

　医療・看護は日進月歩のため、「より良い・より高いレベル」が求められています。質の評価では、ドナベディアン．（Donabedian, A）による構造Structure、過程Process、アウトカム（結果）Outcomeの3つの側面で評価することが浸透しています。日本国内の医療の質評価では日本医療機能評価機構が病院の第三者評価機関として訪問審査を行っており、看護はその中で病院機能の1つとして評価されています。看護独自の質評価としては、看護QA研究班の活動から始まった日本看護質評価改善機構の看護QIシステムや日本看護協会の労働と看護の質向上のた

めのデータベース（DiNQL）を活用している施設もあると思います。い
ずれを活用するにしても、データが示されたあとその結果をもとに更に
高いレベルを求めるための計画や実行がシステムとして継続して行われ
るようになっているか否かが大切です。日本看護協会は、「認定看護管理
者制度は、多様なヘルスケアニーズを持つ個人、家族及び地域住民に対
して、質の高い組織的看護サービスを提供することを目指し、看護管理
者の資質と看護の水準の維持及び寄与することにより、保健医療福祉に
貢献します[2]」としており、ファースト・セカンド・サードレベルそれ
ぞれの研修において多くの研修者たちは課題として「質の高い看護」を
目指して計画を立案して取り組んでいます。PDCAサイクルを回してよ
り質の高いレベルを求めていくことを応援しています。

　最後に四国88カ所を巡っていた際に自分を振り返るために購入したポ
スターを紹介します。

　つもりちがい人生訓[3]
1．高いつもりで　低いのは　教養、低いつもりで　高いのは　気位
2．深いつもりで　浅いのは　知識、浅いつもりで　深いのは　欲望
3．厚いつもりで　薄いのは　人情、薄いつもりで　厚いのは　面の皮
4．強いつもりで　弱いのは　根性、弱いつもりで　強いのは　自我
5．多いつもりで　少ないのは　分別、少ないつもりで　多いのは　無駄
6．長いつもりで　短いのは　一生、短いつもりで　長いのも　一生

引用文献
1）認定看護管理者会会報2023，P51
2）公益社団法人日本看護協会，認定看護管理者とは（https://www.nurse.or.jp/nursing/qualification/vision/cna.html）（検索日：2024年1月31日）
3）四国80番別格本山　讃岐国分寺

参考文献
看護ケアの質評価と改善，一般社団法人　日本看護質評価改善機構，医学書院

森石　好江（もりいし　よしえ）

1984年　大阪労災看護専門学校卒業後、大阪労災病院で29年間勤務

2008年　札幌市立大学サードレベル受講、翌年認定看護管理者に合格

2013年より看護部長として４施設で勤務

　　　　総合せき損センター（２年）

　　　　九州労災病院（３年）

　　　　山陰労災病院（３年）

　　　　大阪労災病院（２年）

2018年　鳥取県看護協会看護管理者研修ファーストレベル講師（２年間）

2021年　大阪府看護協会看護管理者研修セカンドレベル支援（３年間）

2023年　日本医療機能評価機構　看護サーベイヤーとして活動中

私の伝えたいこと
－実践者として、教員として、管理者として 学びの体験より－

社会福祉法人 南海福祉事業会 南海福祉看護専門学校　森本　一美

1．はじめに

　45年にわたり実践者、教員、管理者として看護の仕事に携わってきました。直近の職場である公益社団法人 日本看護協会では、教育をはじめとする看護の質向上に関する事業に携わりました。経験したことのない役割を担う時は毎回「やれるかどうか」の不安に襲われましたが、自己研鑽のため与えられた機会と前向きに捉え取り組んできました。どんな役割でも判断を下す場面は必ずあり、重い判断を迫られるときは常に「患者にとって、スタッフにとって」どうかと自問自答しながら答えを求めましたが、顧みればそうした経験の積み重ねが看護、管理と真摯に向き合う基盤となっていることに気づきます。

　今回執筆の機会を得て、後進に自らの経験を「繋ぐ」ことが共に「紡ぐ」こと、そして次世代が看護そして看護管理の新たな地平を「拓いて」いくことの一助になればとの願いを込め拙文を綴りたいと思います。

2．後輩に繋ぎたいこと、自己の看護を振り返り評価することの意義

1）自己の看護を振り返り評価し続ける必要性

　看護も看護管理も「進歩」は体験を積み重ねた先にあります。経験を活かし、着実に積み重ねていくためには「評価」が不可欠です。よかったことは継続し、誤ったことは正す。そして不確実だったことは考え続

けること。正確な評価をくだせるようになるため、常に自身の行動・思考を振り返る習慣を身に付けることが大切です。

　看護実践者として仕事の中で後輩指導にあたっていた頃、上司から「看護教員養成講習会」を受講し「看護に対する考え方」をまとめるよう助言をされました。当時の私は日々の患者との関わり自体にやりがいを感じており、臨床での看護実践を継続したいと一度は受講を断りましたが、業務命令として受講することになりました。受講に先立ち「看護に対する考え方」のレポートを書いたことは、看護者としての自己と向き合い「看護とは」を具現化する貴重な経験になりましたが、患者から得た学びを元に「看護観」をレポートする課題は自身の未熟さを痛感するほろ苦い経験となりました。ただ、看護理論を活用して自らの行動・思考を振り返ることで自分に足りないものを垣間見、日常的に用いていた「援助する」ことや「患者の立場に立つ」といったことの奥深さ・難しさを心に刻むことができたのです。このことで、自身の活動を振り返る習慣が身に付き、「評価」し考え続けることの原点になりました。私にとって、講習会を通じて看護教育に必要な知識や技術だけでなく、看護者として学び続ける姿勢の重要性を体得できたことは非常に大きな意義がありました。学ぶことで実践を評価でき、評価をもとに向上して次のレベルへと進む原動力になったことと共に、自らを客観視し成長した点を見出すことも身に付きました。

２）看護教員として得た主体性を育てるための取り組みの姿勢
－相手に関心を持ち続け待つことの大切さ－

　看護実践者として働き続けることを願っていた私でしたが、前述の貴重な経験は「教育」も臨床に劣らず意義深い仕事であることだと気付かせてくれました。次に教育者としての経験から学んだ点に焦点を当ててみたいと思います。

　前述の講習会修了後、看護教員として看護基礎教育に携わることにな

りました。当初は学生の行動や発言に理解が追いつかず、戸惑いや悩みを覚えることの連続でしたが、卒業を間近にした学生の成長に頼もしさを感じられることは教員としての励みになり、仕事のやりがいも感じる日々でした。

　教員としての経験を積み、初めてクラスを担当した時には「希望を持って入学した学生が揃って卒業できるように関わること」を心に誓い、学生たちと向き合う決意のもと取り組みましたが、待ち受けていたのは困難な道でした。ある時、「やめたい」と訴える学生に対応した私は、看護師を目指した理由を確認しながら、学生が翻意し学び続ける気持ちになるまで待とうと努力しているつもりでした。しかし実際には「やめないでほしい」と強く願うあまり、その気持ちが学生に伝わってしまい学生が自らの考えを整理することを困難にしてしまっていました。学生は教員である私に考えを押し付けられていると感じ、互いの距離感は大きくなるばかりでした。この経験に私は心の底から疲れを感じましたが、自身の傾向に気づき、他者の人生の方向づけをしていくことの責任を痛感することになりました。教員の価値観やそれを表す言葉は、学生が思考する方向に影響し、学生自身の決定を左右してしまいます。学生の主体性を育てるには、よりよい自己決定ができることを願い、一歩引いた地点で学生の気づきを待つということだと知る経験になりました。

　学生の主体性の向上のため、臨地実習のグループ学習は好適であると言えます。教員は目標に向けた方向づけのみ行い、具体的なことは学生が決めるよう仕向けました。教員の役割は、テーマから外れることがないように説明を繰り返すことでした。こうして実施したグループ学習の結果は実習指導者から高い評価を得て、学生も成果に自信が持てたようでした。

　「主体性を育てる」とは、相手の可能性を信じて辛抱強く待ち、自身の思考に気づく過程を見守る姿勢で関わること、と言えます。

3）看護のトップマネジャーとしての気づき
−組織作りの責任と他者への協力要請の意味−

　教員から中間管理者へと転身しました。勤めたのは短い期間でしたが、その主たる役割はベッドサイドの看護を管理することと、そのために教育、指導を含めた全スタッフとの関わりでした。トップマネジャー（看護局長、看護部長）まで経験した今振り返ると、自身の中間管理者時代は組織全体への意識あるいはトップマネジャーである看護部長の役割を知り支えることについての考えが不足していたことに気づきます。ここでは、私がトップマネジャーとして学んだ経験から、病院長をはじめとする院内各部署のリーダーや外部の関連機関と折衝しながら取り組んだ組織づくりを振り返ります。

　看護のトップマネジャーに就任し間もない頃、機関広報誌よりインタビューを受けました。「看護局長としての仕事とは」の質問に、「組織のトップマネジメントの一員として管理・運営に参画すること」と答えましたが、やや抽象的かと考え、「看護局目標、活動方針」に加え具体的活動内容の説明を行いました。しかしこれでは看護職のトップマネジャーの役割と業務のイメージがつかみにくいと考え、説明を付け加えました。それは、「看護局の責任者として病院の経営や運営に積極的に参画することを期待され、医療の質向上を目ざし、顧客の満足さらに職員満足が得られる取り組み」でした。

　有言実行とばかりに「よい医療、よい看護とは何か、そのためのスタッフにとっての職場環境の最善とは何か」を考え、日々努力しました。組織変革の必要性もあると考え「変化のないところに成長はない」と覚悟を決め、職員の協力を求め、選ばれる職場づくりの推進に努めました。

　その後、人員配置基準である「看護職員実質配置」に7対1が新設され、全国的に看護職員の争奪戦となり、当時勤務していた病院でも急激に離職率が高まり組織存続の危機感を抱きました。また同時に、より強く自身の役割と責任の重さを自覚しました。当初は診療報酬改定に伴う

増員の理解が深まらず、病院内だけでは解決できない壁を感じました。そこで病院長、事務局長の賛同を得て、市議会議員に対し「入院基本料7対1」に係る改正のポイントを説明し、看護職員の定数改正を願い出ました。その結果、議会において増員改正が可決され、同時に看護職員の確保と看護職定着のための子育て支援策なども推進することができました。

　しかし、職場環境づくりを自組織内でどのように展開していくか、なかなか運営方法が見つかりませんでした。万策尽きた思いで、師長会の場で「力を貸してほしい」と訴えました。すると師長たち全員から様々な提案が出されました。師長一人ひとりが前向きに考え、提案が出されることで看護組織としての意識の統一が強固になり、より良い職場環境づくりという大きな目標に向け師長らが自ら行動するきっかけになりました。翌年には師長を中心とした「働きやすい職場環境づくりのためのプロジェクトチーム」を立ち上げ、活動を継続し提案し続けました。その結果、院内保育所の設置、賃金改正などが議会で審議可決し、院内保育所と夜勤手当の増額が実現しました。また選ばれる病院としての活動に予算が付き、職員採用のためのパンフレットの作成、病院紹介ビデオの作成、ホームページの充実など様々な対策を実施することができました。その結果、人員確保につながって7対1の体制が整い、4年にわたる看護職員の確保、定着の対策実施が病院あげての協力のもとに達成できました。「働きやすい職場環境づくり」を目標とした活動は目覚ましいものでした。取り組み課題に職員が賛同して推進力が発揮できた時に組織変革は可能となり、その成果を得て管理者は成長するものです。

　一連の活動と成功体験を通じて、トップマネジャーの役割は、看護組織を統括し組織として良質な看護サービスの維持・向上するため、組織職員全体の協力を得て、最終決定者としての責任を果たすことと確信しました。

3．おわりに

　看護者、看護教員、看護管理者と経験を重ねてきたなかで、振り返ればそれぞれのステージにおいて「看護とは」「看護教育とは」「看護管理とは」を追い求める日々でしたが、他者の力を借りることで役割を遂行できたこと、トップマネジャーとして他者に支えられてきたことが実感できました。未経験の役割を引き受けるごとに、時折弱気になる気持ちを奮い立たせ、先にある目標を見据え歩んできました。課題に直面するたび、他者から学び自身と向き合うことで困難な状況を乗り越えることができました。職場の変化、変革は常に求められています。「留まることは後退すること」と考え、常に思考することを忘れず前に進む選択をしてきたと自負しています。

　今回の振り返りを通じて、改めてその時々の実践で大切にした考えが明確になりました。思いを言語化することで自己の価値観、考え方の軸を見出すことができました。何度も書き、読み返していくことで自身の信念が醸成されることを後進に繋ぎたいと思います。

森本　一美（もりもと　いつみ）
三重県立鈴鹿高等看護学院卒業
仏教大学社会学部社会福祉学科卒業
関西電力病院　主任、師長
関西電力病院付属高等看護学院専任教員
市立岸和田市民病院　副看護局長、看護局長　副院長
公益社団法人日本看護協会　神戸研修センターセンター長
　　　　　　　　看護研修学校校長、事務局長付

これからの看護師のキャリアについて
〜時代の変化に伴う活躍と多様化〜

千の恵み 訪問看護ステーション　吉田千恵子

はじめに

　私は、中規模病院にて二十数年間勤務し、看護師長業務の経験を経た後に訪問看護ステーションを設立しました。これまでの看護師人生の歩みの中で困難な事でも、初めから無理と言わずに、「自分はどうすればその事ができるか」の考えで行動してきました。また、自分がやりたい事なら大半は努力すればできると信じていました。それはなぜかというと、「人生の中の目的」があったからだと振り返ります。そして、主体的に考え継続する事で乗り越えてきました。物事を継続する事は、力になりその結果「自分の楽しいと思える事」が見えてきます。それが私にとって「看護」でした。私の看護職として、そして人生の原点は「目標を見つけて主体的に考え、即行動する」ことだと思います。

　日本は少子高齢社会・社会保障費の増大・生産人口の減少と看護師を取り巻く情勢は目まぐるしく変化しています。それに伴い看護師の活躍する場は、病院のベッドから地域住民の住む家にあるベッドへと広がっており、看護のニーズは益々多様化するとともに増大していくことが見込まれています。これにより、看護師の働き方も変化していく時代となりました。

　看護師を志した者は看護師国家試験合格のために時間とエネルギーをかけます。しかし、その合格は看護師のスタートラインに立ったに過ぎません。入職後数年すると退職する看護師も多く、私も同期入職は11名でしたが3年後には半数以下となり、退職時には継続勤務している同期のメンバーはいませんでした。看護師人生として就職してからその先を

どう考え、そしてどう歩むかは大きな問題です。そのような状況で看護管理者に求められているのは、看護師が働きたいと感じる職場環境を提供する事だと思います。

　本稿をまとめるにあたり、後藤満津子教授から執筆のご依頼をいただきました。後藤先生とは、私が広島県看護協会の支部役員を務めていた頃からのご縁となります。後藤先生は、臨床の看護師が苦手とする看護研究を熱心にご指導してくださいました。あれから数年が経過して、こうして執筆依頼を頂けたことを光栄に思い感謝いたします。どうしたら文章にまとめられるかを試行錯誤しながら書きました。これからの時代を担う看護職の皆様に伝えたい事を拙いながら書くことができたと思っています。

1. 看護師としての姿勢

　私が看護師になったきっかけは、脳梗塞後後遺症で半身不随、寝たきり状態となった祖父との14年間の同居経験からだと思います。1980年代の当時は、介護保険制度はなく、両親と姉と私4人で祖父を介護しました。当時、私は面倒だと心で思いながら、両親の背中を見て手伝いをした記憶があります。やがて、頑固だった祖父は終末期を迎えました。往診医には「やぶ医者はもう来んでえぇ」と暴言を吐き、経管栄養も自己抜去し、満94歳で自分らしく最期を迎え家族で看取りました。今の時代なら両親はもう少し楽に介護ができたのかも知れません。ただ、看護師の私が存在したのは、その頑固な祖父のお陰だと思います。

　看護師免許取得後、地元にある中規模病院に入職しました。病棟で15年間の3交替勤務を行い、その間に4か所の部署を経験しました。そして、主任として7年間を過ごした後に、師長に就任しました。スタッフ時代で印象に残っているのは、がんの終末期患者への看護です。内科病棟では、医師や先輩と共に院内緩和ケアマニュアルやエンゼルメイク手

順の作成を行い、その取り組みを福山医学祭で発表しました。当時、オ
ピオイドの使用は当たり前ではありませんでした。このため、院外の研
修に参加しながら最新の知見を取り入れ、看護の質の向上に楽しみなが
ら取り組んだことを思い出します。その経験を活かし、外科外来での勤
務時は、在宅で過ごしたい終末期患者に対し症状のコントロールを外来
通院で行っていました。地域には現在のように在宅医がいなかったた
め、オピオイドの効果や副作用を把握するため、毎日のように患者宅へ
電話をしていました。また、化学療法室では、治療効果がなくなった場
合や転移した事によってギアチェンジを迫られる患者に対して、心の迷
いや葛藤そして治療中止に対する不安な気持ちに向き合い支援してきま
した。

　看護師の多くは入職後に部署異動があります。当時の私は病棟や外来
を２〜５年おきに異動し、その度に苛立ちを感じていました。異動は、
組織の駒の１つの様にしか感じられず、退職を考えた事もありました。
その時、異動先の師長が主任だった私に「あなたはこれから先の管理を
目指す人、うちの部署にきて力を貸してほしい」と、私がなぜその部署
に必要なのかを時間をかけて伝えてくれました。このことで、「その師
長の部署でなら主任として働きたい」そんな気持ちに切り替えることが
できました。そして、自分の課題に真剣に取り組む努力をし、気が付け
ばそこでの看護が楽しくなっていました。渡辺和子さんのベストセラー
本で『置かれた場所で咲きなさい』にあるように、「こんなはずじゃな
かった」と思う時にも、その状況の中で「咲く」努力をしてほしいで
す。しかしながら、私がそれを実現できたのは当時の看護管理者との
関わりがあったからこそ、私の目標が明確となり、置かれた場所で咲く
ことができたのだと振り返ります。

2．看護管理者としての視点

　看護師長に就任と同時に看護部の教育委員会の委員長となりました。教育指導者側としての学びと、看護管理者としてキャリア向上が必要と考え、福山平成大学看護学研究科看護学専攻修士課程に入学しました。

　ここからは、外来・病棟師長を経験した私の立場から看護師教育について、数年前の病棟での具体的な取り組みについてお伝えします。病院では、年始に院長が病院方針を発表し、それに基づき看護部と病棟の目標を立案します。そこから看護師一人一人の年間目標に繋げます。ある年、病棟にて「ひとりひとりが人を育てる職場環境作り」を課題として、病棟目標の1つに「個人目標に指導者としての目標を立てる」としました。これは、自分は誰に対して指導するのか、成果指標を明確にするためでした。その結果として、新人育成をはじめとした病棟スタッフ全体の人材育成に力を入れ看護の質向上を目指しました。

　また、主任と共に、個人目標面接を年間4回行いました。プランニング面接では、個人目標立案の具体化と動機付けを行います。中間面接は、個人目標のPDCAサイクルを評価し、改善につなげます。フィードバック面接では、1年間の振り返りと、残された課題を明確にします。面接では、必ずスタッフの成果を評価し伝えるよう努めました。先輩は新人育成を新人のためではなく、自分の目標としたことで個々の意識も高めることができました。この取り組みによって、病棟全体で新人を育てる風土へと変化しチーム力も向上したと感じました。そして、結果的にコミュニケーションする組織風土が醸成され、お互いの信頼関係が構築されることにつながりました。

　以上より、看護管理者にとって「人を育てる職場環境を作り、組織文化とする」ことは大切であると考えます。具体的には1．病棟目標の共有化を図り、個人の目標に人材育成を入れる2．協働するコミュニケーション作り3．スタッフに関心をもち成果を評価する4．時代の変化に

対応し、新たな課題に取り組むという点が挙げられます。あくまで私見とはなりますが、看護管理者は職場環境の中でこの4項目を提供した事は有効であったと感じています。

　私の大学院の修士論文のテーマは「中規模病院に勤務する外来看護師の質向上への影響要因－看護実践能力と看護労働環境の関係－」でした。その研究の結果として、看護師の看護実践能力に最も影響を与えていたのは、「看護師の継続教育」であることを示しました。今振り返ると、前述した管理者としての実践での学びが、研究結果と同様であったと感じています。つまり、管理者の「人を育てる職場環境作り、組織文化とする」ことは看護師の1人1人の質の向上へとつながると考えます。

3．後進に繋ぎたい思い

　私は、看護師人生の選択として訪問看護ステーションを設立する道を選びました。起業する事が目的ではなく、「専門職の能力を向上させ輝く人財に育成し、地域の皆様が自分らしく生きる事を支援し社会に貢献する」ためです。前述のように、激動の時代と共に看護師のキャリアは細分化と多様化するでしょう。病院の看護管理者だけでなく、在宅看護へのキャリアシフトなど、多彩な姿が示されるようになりました。そのような環境下で、看護管理者は自分と共に多くの看護師が活躍するフィールドを広げるために看護師を育てなければなりません。常に変化に対応できる柔軟性を持ち、積極性を持って課題に向けて新たなチャレンジをしてください。

　私は、訪問看護ステーション設立で1年間は基盤作りを行いました。全国の訪問看護ステーションは管理者の育成について課題を抱えています。このため、大規模ステーション化に繋がらず、このことが開業しても事業継続が困難となる1つの原因と考えます。このため、2年目を迎えた今年度の目標の1つは、ステーションの管理者を目指すスタッフの

育成に取り組んでいきます。今後も私たちの未来の後継者である看護師への教育を通じて「看護の楽しさ、奥深さ、素晴らしさ」を伝え、地域や在宅で活躍する看護師を育成していきたいと思っています。

　稿を終えるにあたって、大学院修士課程にてご指導いただきました福山平成大学看護学部教授の木宮高代先生に、心より御礼申し上げます。また、論文作成および本稿の校正にあたりご助言賜りました広島国際大学保健医療学部教授の楠本智章先生にも深謝いたします。

吉田千恵子（よしだ　ちえこ）
川崎医療短期大学
医療法人社団日本鋼管福山病院　看護主任、師長　看護部教育委員長
福山平成大学大学院　看護学研究科　看護学専攻　修士課程
株式会社グレイス・ケア　千の恵み訪問看護ステーション　代表取締役

監修者・編集者・著者一覧

監修・著者
後藤満津子　福山平成大学看護学部看護学科 教授

編著者
平井三重子　福山平成大学看護学部看護学科 教授

著者 (掲載順)
池庄司和子　府中市病院機構 府中市民病院
　　　　　　看護部プロジェクトマネージャー
伊藤　千鶴　公益社団法人愛媛県看護協会 常務理事
内田　朋子　福山市民病院 看護部長
内堀　恵子　東広島市教育委員会 学校看護師
大塚　恒子　一般財団法人仁明会仁明会病院 看護部長
奥永　恵美　特定医療法人財団竹政会セントラル病院 看護部長
川本ひとみ　医療法人社団まりも会ヒロシマ平松病院 看護部長
喜多村道代　公立学校共済組合中国中央病院 看護部長
小坂奈保子　安田女子大学看護学部看護学科 准教授
後藤満津子　福山平成大学看護学部看護学科 教授
阪上　浩文　医療法人永和会下永病院 看護部長
坂田　三允　医療法人社団新新会多摩あおば病院 顧問
佐野　惠　労働者健康安全機構大阪労災看護専門学校 副校長
鈴木　正子　人間環境大学看護学部看護学科
　　　　　　客員教授・キャリア支援室室長
竹﨑　和子　吉備国際大学看護学部看護学科 教授 学部長
豊田　眞子　尾道市医師会介護老人保健施設やすらぎの家 副施設長
仲澤　妙美　労働者健康安全機構和歌山ろうさい病院 副院長兼看護部長

中村　三鈴　社会医療法人社団陽生会寺岡記念病院 看護部長

成田　康子　株式会社ハイメディック シニアライフ運営企画部
　　　　　　看護・機能訓練サービス 看護職顧問

沼田　郁子　いでした訪問看護ステーション 係長

長谷川理香　社会医療法人祥和会 脳神経センター大田記念病院 看護部長

平井三重子　福山平成大学看護学部看護学科 教授

丸亀　朱実　医療法人好縁会事業本部 看護部長

丸山美津子　公益社団法人兵庫県看護協会 会長

箕浦　洋子　関西看護医療大学看護学部看護学科 教授

森石　好江　公益財団法人日本医療機能評価機構 看護サーベイヤー

森本　一美　社会福祉法人南海福祉事業会南海福祉看護専門学校
　　　　　　副学校長

吉田千恵子　千の恵み訪問看護ステーション 代表取締役

看護管理者からすべての看護者へ
―次世代に繋ぐ、紡ぐ、拓く―

2024 年 4 月 28 日　初版発行

監修・著　　後藤　満津子

編　著　　平井　三重子

発　行　　ふくろう出版
〒700-0035　岡山市北区高柳西町 1-23
友野印刷ビル
TEL：086-255-2181
FAX：086-255-6324
http://www.296.jp
e-mail：info@296.jp
振替　01310-8-95147

印刷・製本　友野印刷株式会社
ISBN978-4-86186-913-6 C0047　©2024
定価はカバーに表示してあります。乱丁・落丁はお取り替えいたします。